ANNE WANITSCHEK · SEBASTIAN VIGL

AF627865

Gesund mit MICROGREENS

Heilsame Pflanzenkraft anbauen, genießen und richtig anwenden

Wie Sprossen, Keimlinge und Microgreens zu Heilmitteln werden

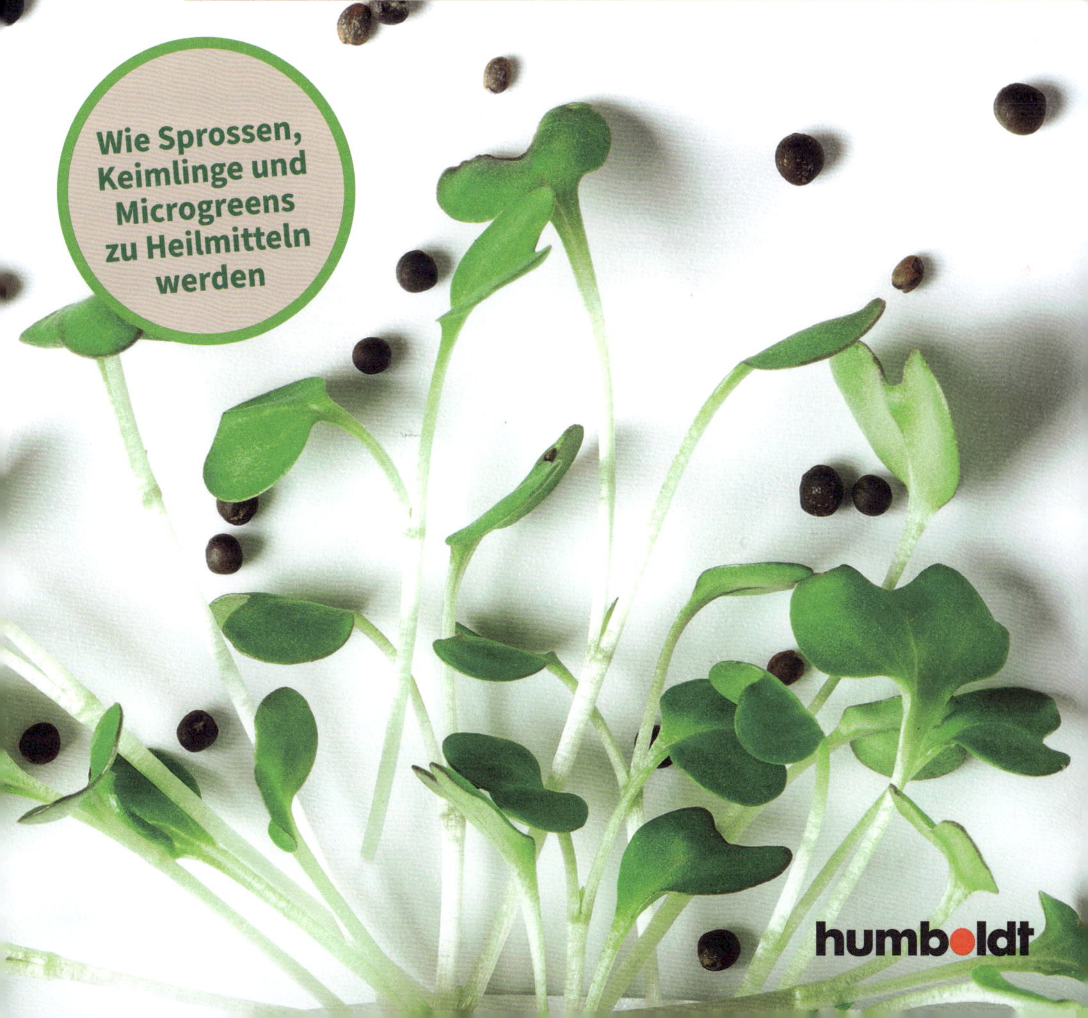

humboldt

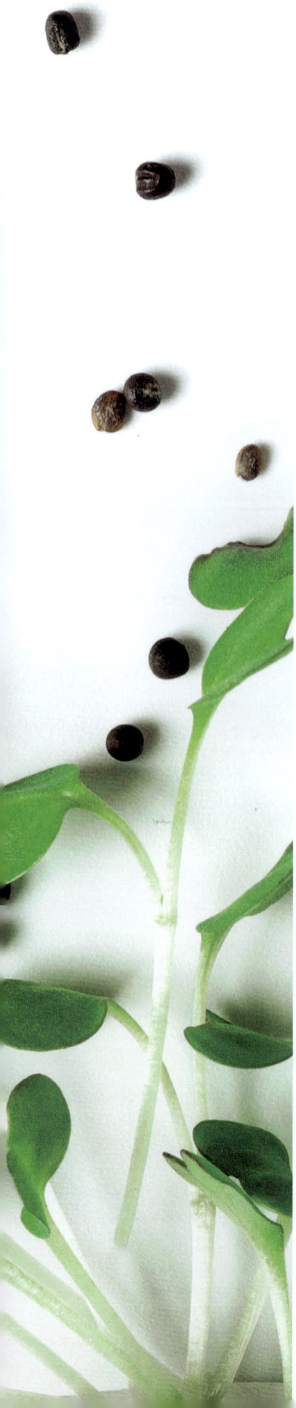

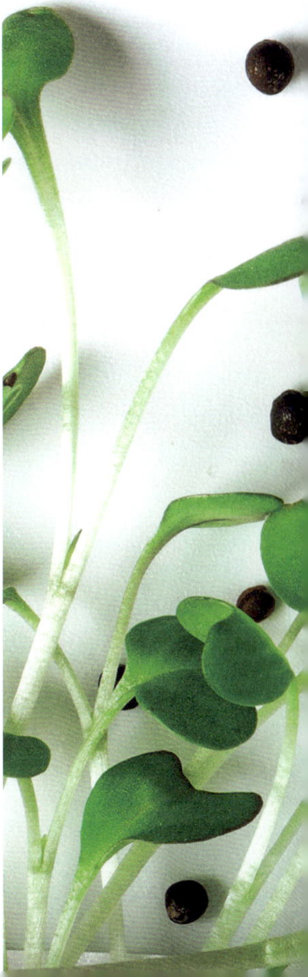

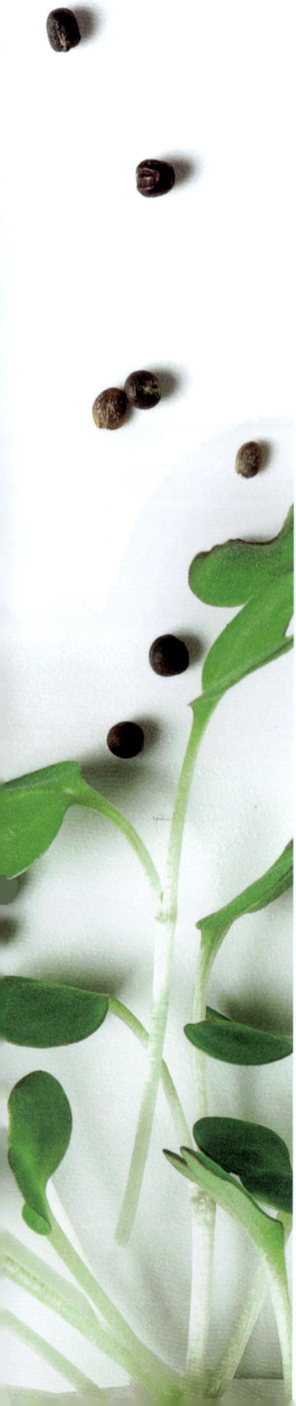

VORWORT

Liebe Leserin, lieber Leser,

was haben Sie heute gegessen? Sie kennen sicher den Satz: „Du bist, was du isst." In dieser Aussage steckt viel Wahres, wie uns die moderne Forschung zeigt. Was wir essen, beeinflusst, wie wir uns fühlen, wie viel wir leisten können, wie wir altern, ob und wann wir erkranken. Es verwundert also nicht, dass sich immer mehr Menschen kritisch mit ihrer Ernährung beschäftigen. Doch welche der vielen Fastenkuren, Diäten und Ratschläge sind richtig? Muss ich alles roh essen, macht mich mein tägliches Brötchen mit Marmelade unkreativ, oder soll ich lieber schmausen wie ein Steinzeitmensch? Wer sich gesund ernähren will, wird meist vor allem eines: verwirrt und verunsichert. Expertenmeinungen widersprechen sich häufig, neue Studien können jederzeit bislang sicher geglaubtes Wissen umwerfen.

Mit diesem Buch zeigen wir Ihnen, dass gesunde Ernährung einfach ist. Microgreens bieten hierfür einen tollen Ansatz, denn mit den kleinen Pflanzen können Sie mit geringem Aufwand viel für Ihre Gesundheit tun. Dafür müssen Sie auch Ihre Ernährung nicht auf den Kopf stellen. Sie essen weiter wie bisher, reichern Ihre Gerichte aber mit einer Portion grüner Pflanzenkraft an.

Sie geben Microgreens beispielsweise zu Ihrem Salat, in den Quark oder streuen sie über Risotto und Pasta. Das sieht nicht nur gut aus, weshalb die Spitzengastronomie schon länger mit den jungen Gemüsen und Kräutern arbeitet. Auch viele gesundheitsbewusste Menschen – und nicht zuletzt wir Heilpflanzenkundigen – haben die Microgreens entdeckt, denn sie strotzen vor Gesundheit, Kraft und Vitalität. Wenn wir sie verzehren, überträgt sich davon einiges auf uns. Dafür sorgen ihre Vital- und Heilstoffe, die uns regenerieren und gesund machen können.

In unserer Praxis in Berlin sehen wir immer wieder, dass Gesunderhaltung und Genesung am besten gelingt, wenn Menschen selbst aktiv werden und ihr Schicksal in die eigene Hand nehmen. Das fördert nicht nur die psychische Fähigkeit, Widrigkeiten zu trotzen, sondern gibt den Selbstheilungskräften oft den entscheidenden Impuls. Um aktiv zu werden und für sich Sorge zu tragen, braucht es keine großen Gesten, schon kleine Taten können viel bewirken. Wer heilkräftige Microgreens für sich und seine Lieben zieht, geht schon viele Schritte in die richtige Richtung.

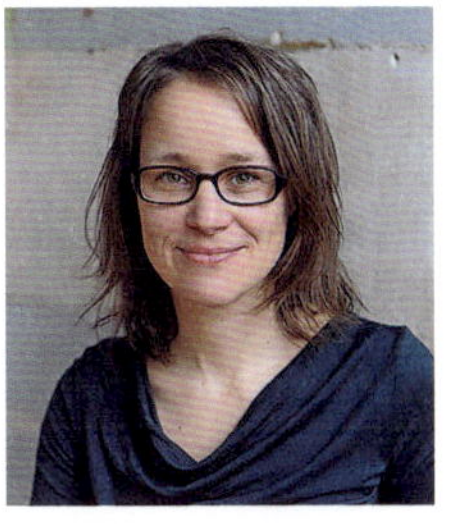

Mit Microgreens verbinden Sie das, was Sie jeden Tag sowieso tun, mit dem, was Sie gerne tun würden: Sie nehmen Ihre gewohnten Mahlzeiten ein und tun einfach, effektiv und genussvoll etwas Gutes für sich. Für den Anbau der kleinen Gemüse und Kräuter zu Hause brauchen Sie auch keinen grünen Daumen, die jungen Pflanzen stellen nur wenige Ansprüche: Etwas Erde, Wasser und einen hellen Platz in Ihrer Wohnung machen aus Samen essbare Heilpflanzen.

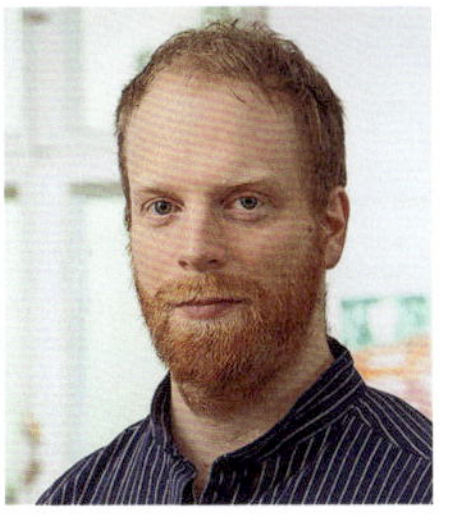

Wir wünschen Ihnen viel Freude bei Anbau und Ernte und natürlich alles Gute für Ihre Gesundheit!

Die Heilpraktiker

Anne Wanitschek Sebastian Vigl

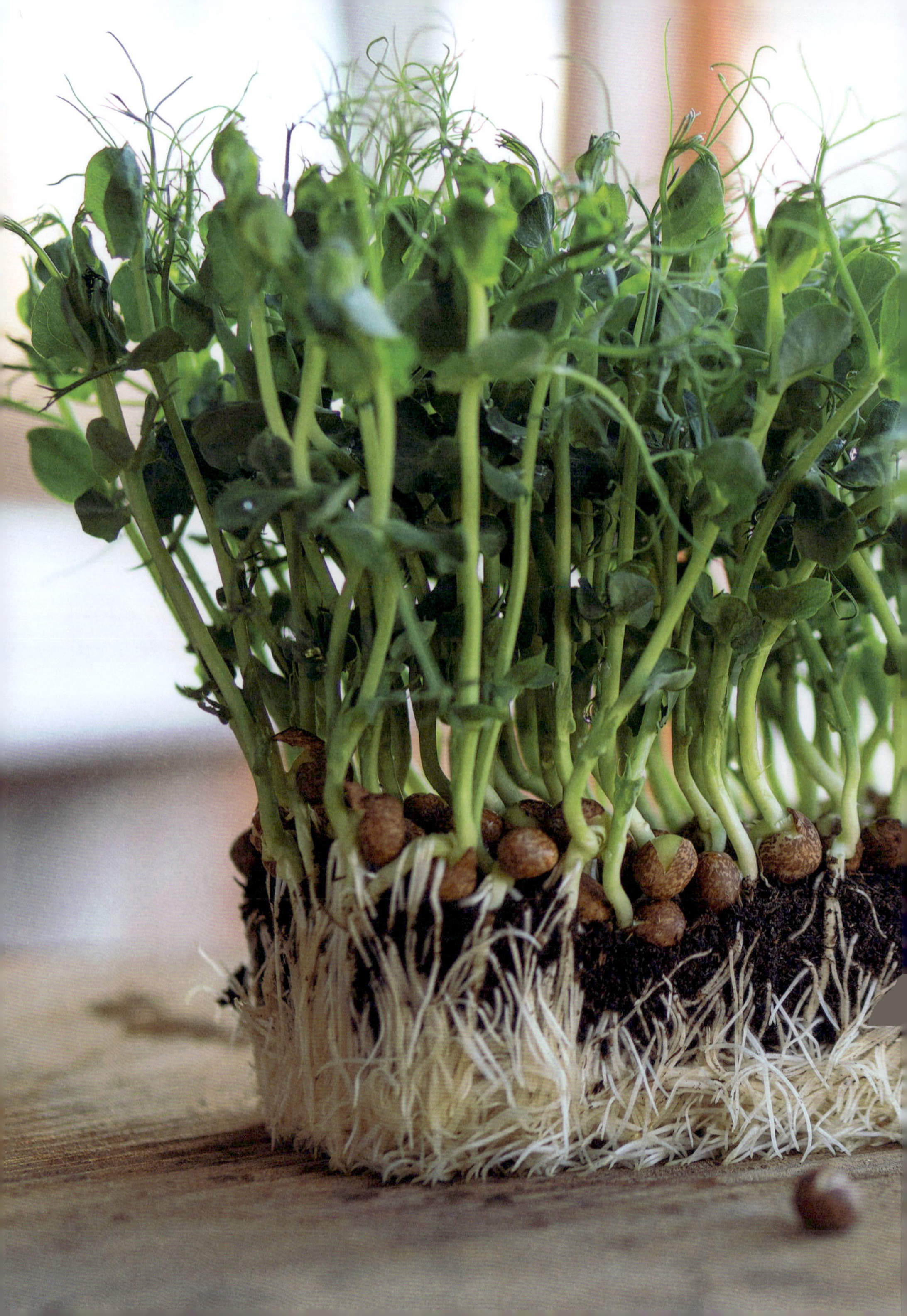

DIE GROSSE KEIMKRAFT KLEINER PFLANZEN ENTDECKEN

Frisch gekeimte Pflanzen haben es eilig, sie müssen sich rasch einen Platz an der Sonne erkämpfen. Eine geballte Ladung an Vitalstoffen erlaubt ihnen diesen Kraftakt. Wenn wir Microgreens verzehren, leisten diese Vitalstoffe ihren Dienst auch in uns: Sie fördern unsere Gesundheit, Vitalität und Genesung. Die Wissenschaft unterstreicht dies mit spannenden und überraschenden Forschungsergebnissen. Und schon vor dem Genuss können uns Microgreens helfen, denn bereits ihr Anbau kann heilsam sein.

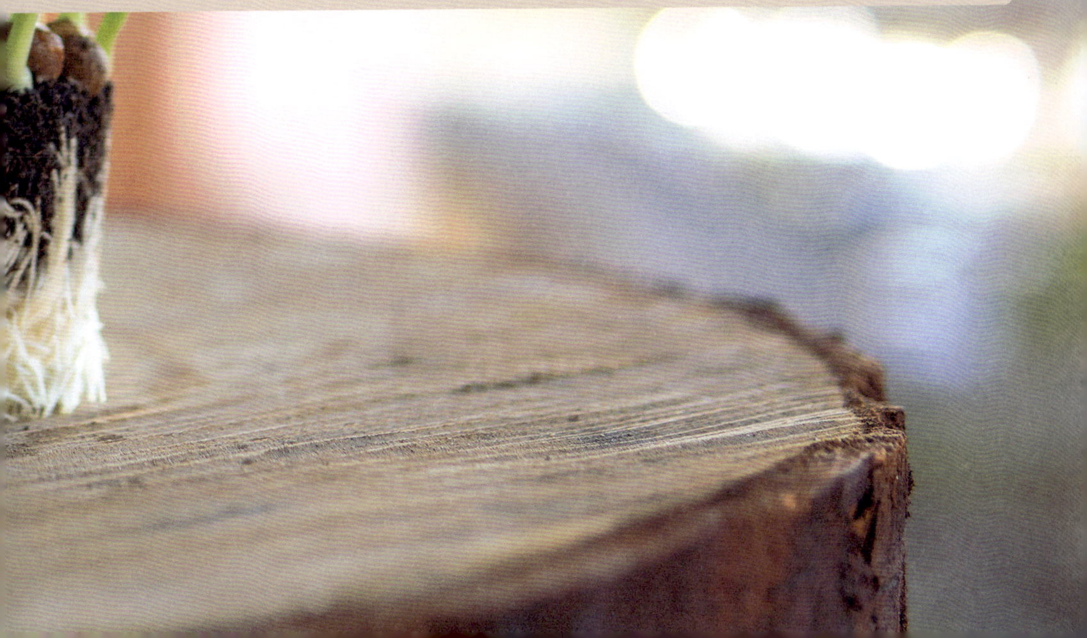

Wie Microgreens zu ihren Vitalstoffen kommen

Wasser, Erde, Licht: Diese drei Zutaten machen aus trockenen Samen heilsame kleine Gewächse. Dahinter stecken keine Zaubereien, sondern natürliche Prozesse. Ein paar davon stellen wir Ihnen vor, besonders jene, die Sie zwischen Aussaat und Ernte in Ihrem heimischen Microgreenbeet selbst beobachten können.

Microgreens sind gleichzeitig nahrhafte Lebens- und wertvolle Heilmittel.

Asklepios war ein viel gefragter Gott im antiken Griechenland, viele Menschen müssen ihn angerufen haben. In seinen Tempeln herrschte auch nachts keine Ruhe: Wer krank war, legte sich nicht selten in die steinernen Kultstätten und erwartete etwas vom Gott der Heilkunde. Wer nicht tödlich krank war, erhoffte Genesung von ihm – das Heilen Todgeweihter hatte der Göttervater Zeus ihm verboten.

Wegweisend für eine ganzheitliche Art, gesund zu bleiben und zu genesen, sind für uns seine Töchter. Panakeia soll als Göttin der Heilpflanzen gewirkt haben, Hygieia war die Göttin des gesunden Lebensstils, zu dem auch die richtige Ernährung zählt. Bei unserer therapeutischen Arbeit lassen wir uns von beiden inspirieren: In unserer Berliner Praxis verbinden wir Kräuterrezepturen mit Hinweisen für eine gesunde Lebensführung. Daher sind wir auch so von den Microgreens begeistert, denn sie vereinen beide Aspekte und sind gleichzeitig Heilmittel wie ein gesundes Lebensmittel.

Der amerikanische Biochemiker McCay war auf der Suche nach einem Wundergemüse – und wurde fündig.

Keimlinge, Sprossen und Microgreens – der Unterschied

Der amerikanische Biochemiker Clive McCay (1898–1967) war ebenfalls davon inspiriert, die Ernährung gesünder und natürlicher zu machen. Eine seiner wichtigen Erkenntnisse war, dass Kalorienreduktion die Lebensspanne von Tieren und Menschen verlängern kann. Übermäßiges Essen wirkt sich demnach unvorteilhaft auf unsere Genetik aus, richtig durchgeführte Fastenkuren und bewusstes Essen lassen unsere Zellen länger leben. Eine seiner in den 40er-Jahren des letzten Jahrhunderts veröffentlichten Publikationen beginnt mit einem provokanten Aufruf:

„Gesucht! Ein Gemüse, das in jedem Klima wächst, mit dem Nährwert von Fleisch konkurriert, in drei bis fünf Tagen reift, an jedem Tag des Jahres gepflanzt werden kann, weder Erde noch Sonnenschein benötigt, dessen Vitamin-C-Gehalt mit dem von Tomaten vergleichbar ist, dessen Herstellung keinen Abfall produziert, das mit wenig Hitze zubereitet werden kann und so schnell wie ein ... Kotelett."

Die Anforderungen, die McCay an das gesuchte Lebensmittel stellte, waren enorm. Vielleicht geht es Ihnen wie uns: Wir hätten gezweifelt, dass es eine Lösung für dieses Rätsel gibt. McCay hatte jedoch eine gefunden und seine Studien waren dafür verantwortlich, dass dieses Lebensmittel in den folgenden Jahrzehnten auf dem ganzen Globus gezüchtet und angebaut wurde: Sprossen.

Sprossen sind schnell angebaut. Die richtige Mischung aus Feuchtigkeit, Temperatur und Licht sorgt zunächst dafür, dass beim Keimprozess im Samen der Pflanzenembryo (auch Keimling genannt) heranwächst. Dabei durchbricht er die Samenhülle und wird dann – sobald er Richtung Licht zu wachsen beginnt – Sprosse oder Keimsprosse genannt. In seiner ursprünglichen Publikation bezog sich McCay vor allem auf die eiweißreichen Sprossen von Sojabohnen, er konnte sich jedoch bald vom Nährwert anderer Sprossenarten überzeugen.

Würde er noch leben, wäre er sicher von einem neuen Trend begeistert, der weltweit in der Fünf-Sterne-Küche, der Ernährungswissenschaft und bei Gesundheitsbewussten für Aufsehen sorgt. Anstatt die Sprossen schon nach wenigen Tagen zu ernten, lässt man sie noch etwas wachsen (bis zu zwei Wochen), grün werden und Blätter ausbilden. Man erhält dann keine Sprossen mehr, sondern Microgreens (deutsche Bezeichnung: Keimgrün bzw. Mikrogrün). Während Sie Sprossen auf einem Tuch oder in einem Glas anbauen können, benötigen Microgreens etwas Erde.

In ihrer gesundheitlichen Wirkung sind sich Sprossen und Microgreens sehr ähnlich, weshalb wir beim Schreiben dieses Buches auch viele Studien mit Sprossen berücksichtigt haben. Microgreens sind sogar noch etwas wertvoller, da sie mit ihren grünen Blättern viele Vitalstoffe bilden können.

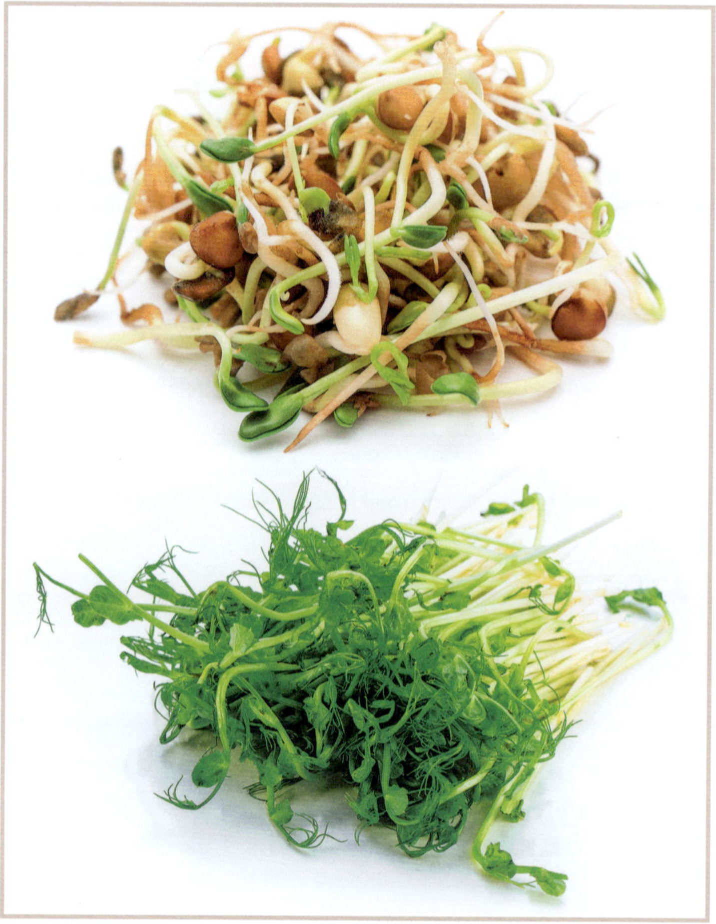

Oben die Keimlinge, unten die Microgreens.

SPROSSEN	MICROGREENS
benötigen weder Erde noch Tageslicht	brauchen Erde und Tageslicht
meist farblos, schwach grün	intensiv grün gefärbt (Chlorophyll)
werden mit den Wurzeln verzehrt	Wurzeln werden nicht gegessen
Ernte nach zwei bis drei Tagen	Ernte nach einer Woche

Wasser aktiviert den Keimprozess

Kinder brauchen regelmäßig Nährstoffe, damit sie wachsen. Wenn der Nachwuchs früh das Haus Richtung Schule verlässt, achten die Eltern darauf, dass der Schulranzen mit Pausenbroten und Obst gefüllt ist. So bekommen die Kinder wertvolle Nährstoffe, Mineralien und Vitamine für ihre geistige und körperliche Entwicklung.

Eine Pflanzenmutter verfährt da ganz ähnlich: Sie packt ihrem Nachwuchs den Samen voll mit Proviant. Im Unterschied zu uns Menscheneltern weiß sie nicht, wann der Nachwuchs davon nascht. Kann sein, dass sich ihm erst nach zwei oder mehr Jahren die günstige Gelegenheit bietet, auf seinen Vorrat zurückzugreifen. Manche Samen können sogar noch länger ausharren, wie der in unseren Siedlungen häufige weiße Gänsefuß (Chenopodium album) – sein Samen keimt auch noch nach über 1700 Jahren.

Eine Mutterpflanze kann ihrem Nachwuchs also keine leicht verderblichen Bestandteile einpacken, doch vieles, was ein Pflanzenembryo zum Wachsen verbraucht, ist nicht lange haltbar. Dazu zählen z. B. Vitamine, viele Aminosäuren und kurzkettige Kohlenhydrate, die einen Samen anfällig für Schimmel und andere Organismen machen würden.

Enzyme verwandeln bei der Keimung Speicherstoffe in spezifische Vitalstoffe.

Die Natur hat für dieses Problem eine elegante Lösung gefunden: Die Mutterpflanze packt dem jungen Keimling alles in Form von Speicherstoffen in den Samen, damit er die für das erste Wachstum notwendigen Vitalstoffe mithilfe von Enzymen selbst daraus herstellen kann. Dieser Umwandlungsprozess geschieht während der Keimung.

Die Proteine, Kohlenhydrate und Fette seines Vorrats zerkleinern spezifische Enzyme, die sogenannten Hydrolasen, die wir uns als kleine Werkzeuge vorstellen können. Hydrolasen benötigen Wasser. Sobald sie mit Feuchtigkeit in Berührung kommen, aktivieren sie sich und damit den Stoffwechsel des Keimlings. Aus langkettigen Speichermolekülen schneiden sie kurzkettige Vitalstoffe, innerhalb kurzer Zeit kann damit der Vitamingehalt eines Keimlings beispielsweise um bis zu 600 Prozent ansteigen.

Im 18. Jahrhundert entdeckten Seeleute wie der britische Kapitän James Cook (1728–1779) dieses Phänomen. Er brauchte keine frische, aber verderbliche Nahrung mitzunehmen, um seine Mannschaft mit notwendigen Vitaminen zu versorgen. Er ließ stattdessen an Bord Sprossen wachsen, die er mit Regenwasser nährte. Daneben bildet ein Keimling sekundäre Pflanzeninhaltsstoffe während der Keimung, für die wir uns besonders interessieren, denn sie haben viele gesundheitsfördernde Effekte.

Heranwachsenden Pflänzchen dienen sie vor allem als Schutz – nicht nur wir Menschen, auch viele Tiere wollen ihren Bedarf mit den wertvollen Nähr- und Vitalstoffen decken. Viele Inhaltsstoffe bremsen auch den Appetit von Tieren, junge Pflanzen bilden davon reichliche Substanzen aus. Auch davon lernen Sie in diesem Buch einige kennen, denn viele von ihnen helfen uns Menschen, gesund zu bleiben oder zu genesen.

Wasser verändert nicht nur den Inhalt, sondern auch die Gestalt von Samen, wie Sie beim Züchten Ihrer Microgreens bemerken werden. Diese saugen sich mit Wasser voll, bevor sie keimen, besonders bei den Samen von Hülsenfrüchten wie Bockshornklee oder

Bohnen lässt sich das gut beobachten. Diese sind nach dem ersten Kontakt mit Wasser beinahe doppelt so groß. Beim Quellen wird die harte Schale gesprengt, die den Samen bis zur Keimung geschützt hat. Das ist wichtig, damit der Keimling seine Fühler in die Erde und Richtung Sonne strecken kann.

Während der Keimung bauen Enzyme nicht nur nützliche Stoffe auf, sondern auch ungünstige ab. Zu diesen zählen Stoffe, die unsere Verdauungsenzyme hemmen können (z. B. Trypsin-Inhibitoren), toxische Proteine wie die Lektine und Phytinsäure, die Mineralstoffe im Samen schützt, indem sie sich an diese bindet. Phytinsäure ist allerdings auch der Grund, warum wir Mineralien wie Eisen, Zink, Magnesium oder Kalzium aus vielen pflanzlichen Lebensmitteln nur schlecht aufnehmen können – der Komplex aus Mineralstoffen und Phytinsäure ist für uns nicht verdaulich. Mineralien aus Microgreens können wir hingegen gut aufnehmen, da ihre Phytinsäure bei der Keimung abgebaut wird. Auch andere Lebensmittel wie Nüsse und Getreide enthalten diese Säure, die Sie durch Einweichen jedoch leicht unschädlich machen können.

Für uns heilsame Pflanzeninhaltsstoffe bilden Keimlinge vor allem zur Verteidigung.

Nüsse und Getreide durch Einweichen aktivieren

Wasser erweckt Samen zum Leben – das nutzen wir beim Anbau von Microgreens aus. Auch andere Lebensmittel können durch Wasser aktiviert werden, dazu zählen insbesondere Nüsse wie Mandeln, Cashewkerne, Walnüsse, Hasel-, oder Pekannüsse, Hanfsamen und Getreidesamen wie Roggen, Quinoa, Dinkel, Hirse oder Buchweizen. Wenn wir sie vor dem Verzehr einweichen, erhöhen enzymatische Prozesse ihren Nährwert und die Bekömmlichkeit. Dafür genügen schon kurze Einweichzeiten von sechs Stunden – Sie können jeweils über Nacht das einweichen, was Sie am nächsten Tag benötigen. Übergießen Sie hierfür die benötigte Menge an Samen oder Nüssen mit mindestens dem doppelten Volumen an Wasser.

Phytinsäure hemmt die Mineralstoffaufnahme, kann jedoch durch enzymatische Aktivierung abgebaut werden.

Weitere ungünstige, weil leicht toxische oder unverdauliche Stoffe finden wir in vielen Hülsenfrüchten, zu denen z. B. Kichererbsen, Erbsen, Linsen oder Bohnen zählen. Diese beinhalten komplexe Eiweißstrukturen, die Fressfeinde abschrecken.

2020 entdeckte eine russische Forschergruppe, dass spezielle Eiweißstrukturen Erbsensamen unempfindlich gegenüber aggressiven Verdauungsenzymen machen. Da diese Eiweiße Allergien auslösen können, empfiehlt das Team um den Biochemiker Anton Nizhnikov, Samen von Erbsen und anderen Hülsenfrüchten vor dem Verzehr auskeimen zu lassen. Bei der Keimung wandelt der Keimling die für uns ungünstigen Eiweißstrukturen in wertvolle Aminosäuren und damit günstige Eiweißbausteine um.

An den grünen Spitzen der Radieschensprossen können Sie erkennen, dass die Photosynthese begonnen hat.

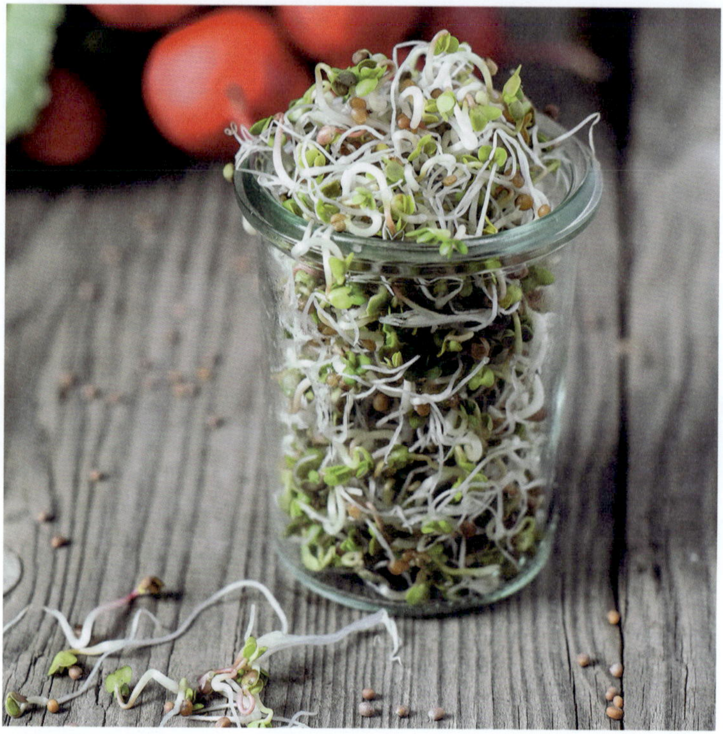

Dank Photosynthese: Vitalstoffe aus Licht

Kleine Pflanzen haben wenig Zeit, die Konkurrenz ist groß. Wer nicht rechtzeitig einen Platz mit ausreichend Licht erwischt, gedeiht nicht richtig oder geht ein. Aus diesem Grund hat das Größenwachstum für einen Keimling höchste Priorität. Sobald ausreichend Licht auf seine ersten Blätter trifft, ist er nicht mehr auf seinen begrenzten Proviant angewiesen, er kann sich mithilfe der Photosynthese selbst versorgen.

Photosynthese und der Gesundheitsfaktor Chlorophyll

Photosynthese ist der wohl erstaunlichste Prozess auf diesem Planeten, mit seiner Hilfe verwandeln Pflanzen und einige wenige Einzeller Licht in energiereiche Materie. Ohne diesen Prozess hätte nicht nur die Pflanze selbst, sondern auch jeder von uns nichts zu essen. Selbst für die Herstellung tierischer Lebensmittel werden pflanzliche Nährstoffe benötigt.

Wann die Photosynthese einsetzt, können Sie bei Ihren Microgreens genau erkennen, denn diese färben sich dann grün. Ab diesem Zeitpunkt sind die kleinen Pflänzchen auch ordentlich durstig, denn Wasser ist neben Kohlendioxid ein wichtiger Bestandteil, um mithilfe von Sonnenlicht Zuckerstoffe herzustellen.

Der Farbstoff Chlorophyll ermöglicht es den Pflänzchen, das Sonnenlicht besonders gut aufzunehmen und sorgt zudem für die grüne Färbung. Er ähnelt dem Aufbau nach unserem roten Blutfarbstoff, dem Hämoglobin. Dieses benötigt Eisen als zentrales Element, Chlorophyll hingegen Magnesium. Intensiv grüne und damit chlorophyllreiche Microgreens wie etwa der Grünkohl sind aus diesem Grund auch reich an Magnesium.

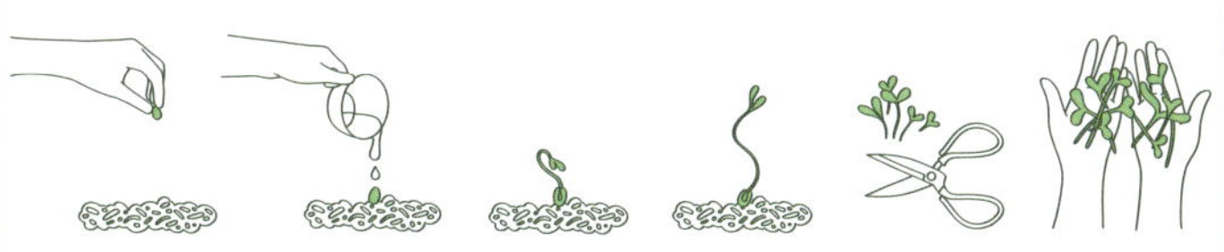

Die Wurzeln eines Keimlings machen sich dabei auf die Suche nach Wasser und wachsen stets Richtung Erdmittelpunkt. Wenn Sie einen Samen nach der Keimung drehen, sodass seine Wurzeln in die Luft zeigen, wird er diese bald wieder Richtung Erde wenden. Die Zellen seiner Wurzeln nutzen die Schwerkraft, um herauszufinden, wo oben und wo unten ist.

Die oberirdischen Zellen orientieren sich am Licht und schieben die Blätter der stärksten Lichtquelle entgegen. Sie werden auch beobachten können, wie Microgreens ihre Köpfchen der Helligkeit zuneigen. Die meisten bilden zunächst zwei Blätter, die sogenannten Keimblätter. Diese sind im Unterschied zu den später nachfolgenden Blättern wenig differenziert, wobei sich viele Keimblätter verschiedener Microgreensorten ähneln.

Die ersten Blätter der Microgreens heißen Keimblätter – sie sind besonders nahrhaft.

Microgreens werden meist im Keimblattstadium verzehrt – das hat einen guten Grund. Im Unterschied zu den späteren Blättern dienen die Keimblätter auch als Speicherorgan, sie sind reich an Nährstoffen. Die Keimblätter von Hülsenfrüchten wie Erbsen sind beispielsweise aufgrund ihres hohen Eiweißgehaltes beliebt.

Kommerzielle Hersteller ernten frische Microgreens meist erst nach dem Keimblattstadium. Sie haben dann schon ihre sortenspezifische Blattform, und sind damit gut zu unterscheiden. Die spätere Ernte hat auch einen wirtschaftlichen Grund: Microgreens mit vielen Blättern sind deutlich schwerer und bringen dadurch höhere Erträge.

Gut für den Planeten: nachhaltiger Lebensmittelanbau

Wenn wir Lebensmittel einkaufen, werden dafür jedoch nicht nur wir zur Kasse gebeten. Einen Teil des Preises für unsere tägliche Nahrung zahlen die Umwelt, Menschen in fernen Ländern und nachfolgende Generationen. Die momentane Agrarwirtschaft verbraucht viele Ressourcen – zu viele, wie Experten seit Jahrzehnten warnen. Damit wir satt werden, werden momentan auch noch zu große Mengen an wertvollem Wasser, Ackerboden oder Weidefläche verbraucht und zu viele Treibhausgase, Pestizide oder Herbizide freigesetzt.

Um den Anbau nachhaltiger zu gestalten, sollen Lebensmittel möglichst einen hohen Nährwert haben und dafür in unserer unmittelbaren Umgebung wachsen, um lange Transportwege einzusparen – und die Versorgung auch in Krisenzeiten wie der Covid-19-Pandemie sicherzustellen. Die Ökolandwirtschaft bringt Produzenten und Konsumenten wieder näher zueinander, in vielen Städten entstehen Modellprojekte für eine urbane Landwirtschaft.

Neben Dächern, Lagerhallen und gemeinschaftlichen Grünflächen eignet sich auch die heimische Fensterbank für den Anbau. Dort gezogene Microgreens sind ein Paradebeispiel dafür, wie es gelingen kann, hochwertige Lebensmittel in unserer unmittelbaren Nähe zu produzieren. Sie liefern uns bis zu zehnmal mehr Vitalstoffe als ausgewachsene Gemüse, wachsen ohne Pflanzenschutzmittel und mit insgesamt weniger Ressourcen.

Das eigene Gemüse direkt in der Küche anbauen – regionaler geht es nicht.

Wenn wir mehr Lebensmittel selbst anbauen, sparen wir klimaschädliches Kohlenstoffdioxid (CO_2) ein, das etwa bei herkömmlicher Herstellung und beim Transport anfällt. So können Microgreens dafür sorgen, dass unsere persönliche CO_2-Bilanz sinkt und wir einen Beitrag zum Klimaschutz leisten. Schon viele kleine Entscheidungen können also dazu führen, dass unser persönlicher ökologischer Fußabdruck pro Jahr nicht nur um ein paar Kilogramm, sondern um ein bis zwei Tonnen CO_2 reduziert wird. Dies lässt sich beispielsweise recht einfach mit dem CO_2-Rechner des Umweltbundesamtes (www.uba.co2-rechner.de) bestimmen.

Die Genesung fördern und Gesundheit erhalten

Jetzt wird es wissenschaftlich – und sehr interessant. Wir sehen uns die verschiedenen Forschungsergebnisse an, die uns etwas über die Heilkräfte unserer Microgreens verraten. Dafür berücksichtigen wir nicht nur Studien mit dem Mikrogrün, sondern auch solche, die mit einem Extrakt, den Samen oder Sprossen einer Pflanze durchgeführt wurden. Das ist durchaus legitim – schließlich finden wir in Microgreens auch Stoffe konzentriert, die in einem früheren oder späteren Entwicklungsprozess zur Geltung kommen.

Ob Same, Sprosse, Microgreen oder Kraut: Pflanzen behalten für ihre gesamte Lebensdauer ein für sie typisches Wirkstoffprofil und ihre Heilwirkung.

Eine Pflanze erfindet sich in ihrem Leben nicht neu, sie ist in ihrem Wirkstoffprofil – und damit auch in ihrer Heilwirkung – stets wiederzuerkennen, ob wir sie nun als Microgreen, Sprosse oder Samen betrachten. Keine der folgenden Studien zeigte, dass wir mit Microgreens allein Erkrankungen heilen können. Sie liefern aber wertvolle Hinweise, wie wir ihre Heilkräfte nutzen können, um Heilung und die Linderung von Beschwerden optimal zu unterstützen oder auch gesund zu bleiben.

Lassen Sie uns gemeinsam entdecken, dass und wie Microgreens wirken. Die Studienlage ist vielfältig und spannend, lassen Sie sie auf sich wirken – merken müssen Sie sich nichts. Im zweiten Teil finden Sie neben der Fünf-Schritte-Methode zum Anbau (siehe Seite 76) ein einfaches System, das wir entwickelt haben, damit Sie die richtige Mischung Microgreens finden, die für Sie infrage kommt.

Warum Gärtnern uns glücklich macht

Beginnen wir, bevor wir die Heilkraft verschiedener Microgreens betrachten, mit etwas, das uns alle verbindet: Wir machen uns die Hände schmutzig und verbringen Zeit mit den kleinen Pflanzen. Das allein kann schon heilsam sein, denn: „Wer gärtnert, dem geht es gut.“ So einen Spruch haben Sie sicherlich schon einmal gehört, wahrscheinlich haben Sie auch selbst bereits die Erfahrung gemacht, wie wohltuend es sein kann, sich um Pflanzen zu kümmern.

Dieser Effekt lässt sich auch durch Studien belegen. Einer holländischen Studie zufolge senken beispielsweise bereits 20 Minuten Gartenarbeit die Konzentration der Stresshormone Cortisol und Adrenalin im Blut und können dadurch zu mehr Ausgeglichenheit führen. (1) Eine koreanische Forschergruppe untersuchte Menschen vor und nach dem Umtopfen von Pflanzen und stellte dabei fest, dass diese Tätigkeit erhöhte Blutdruckwerte senken kann. Dass Gärtnern gut für das Herz-Kreislauf-System ist, konnten auch schwedische und japanische Wissenschaftler bestätigen: Wer regelmäßig gärtnert, scheint gesündere Herzkranzgefäße zu haben und kann sein Risiko für Herz-Kreislauf-Erkrankungen um bis zu 27 Prozent senken. (2)

Wer regelmäßig gärtnert, senkt sein Risiko für Herz-Kreislauf-Erkrankungen um bis zu 27 Prozent.

Schöner Nebeneffekt beim Anbau von Microgreens: Wer gärtnert, dem geht es gut.

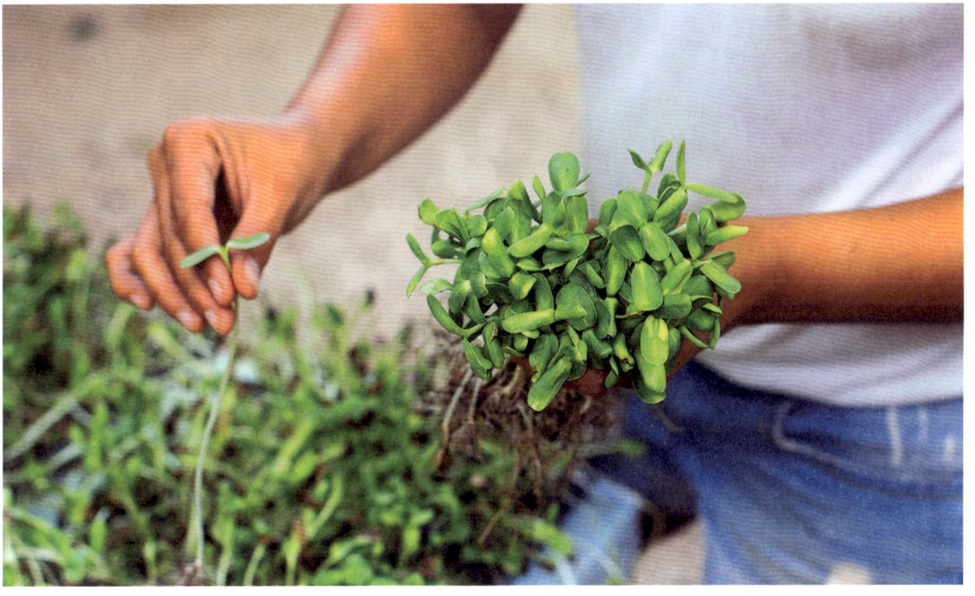

Besonders interessant sind die Effekte von Gartenarbeit auf die Psyche. Das Säen und Pflegen von Pflanzen erfordert unsere volle Aufmerksamkeit. Damit werden diese einfachen Handlungen zu meditativen Tätigkeiten, die Achtsamkeit und Konzentration stärken. Dadurch treten viele alltägliche Probleme in den Hintergrund und unser Glücksempfinden wird gefördert. Die Muskeln entspannen sich, der Stresspegel sinkt.

Die Erfahrungen der Gartentherapie zeigen zudem, dass das Lösen kleinerer Probleme beim Gärtnern unser Vertrauen stärkt, sodass wir auch mit den restlichen Schwierigkeiten in unserem Leben leichter fertig werden. Wer sich regelmäßig um Pflanzen kümmert, kann demnach besser für sich selbst sorgen, zeigen erste Studien. Gartentherapeuten sehen Balkonkästen und Gartenbeete als kleine Übungsgelände für das Erleben und Bewältigen von Katastrophen aller Art.

Schmutzige Hände bei der Gartenarbeit können dazu beitragen, uns vor Depressionen zu schützen.

Dass beim Gärtnern unsere Hände schmutzig werden, tut diesen positiven Effekten keinen Abbruch – ganz im Gegenteil, wie eine 2007 veröffentlichte englische Studie nahelegt. In Böden und Gartenerden leben viele Bakterien, unter anderem der Keim Mycobacterium vaccae. Er ist für uns nicht gefährlich, stimuliert sogar unser Immunsystem und fördert die Bildung des Glücksbotenstoffes Serotonin im Gehirn. Damit hat das Bakterium indirekt eine antidepressive Wirkung auf uns und kann Stimmung und Motivation positiv beeinflussen. (3)

Aufgrund dieser vielen wertvollen Effekte spielt die Gartentherapie heute bei der Behandlung vieler Erkrankungen eine Rolle und wird beispielsweise bei Menschen mit Demenz, Alzheimer, Depressionen, stressbedingten Erkrankungen wie Burn-out und Suchterkrankungen empfohlen und angewandt.

Auch immer mehr Schulen und Kitas versuchen, Kindern gemeinsames Gärtnern zu ermöglichen. Studien, die sowohl mit Vorschulkindern als auch mit Schulkindern durchgeführt wurden, zeigen, dass Kinder mit sehr viel Freude und Engagement eigenes

Essen anbauen. Sie stellen dabei einen lebendigen Bezug zu ihren Nahrungsmitteln her, was sich in der Qualität ihrer Ernährung niederschlägt: Sie ernähren sich gesünder, greifen öfter zu Obst und Gemüse. Dies kann langfristige Auswirkungen auf die Gesundheit haben, denn gerade in den Kindesjahren bilden sich Ernährungsgewohnheiten, die von vielen Menschen ein Leben lang beibehalten werden.

All diese verschiedenen gesundheitlichen Effekte von Gartenarbeit spielen auch bei unserem Gärtnern eine Rolle: Wer Microgreens anbaut, erlebt oft das erfüllende Erlebnis, das entsteht, wenn man beim Ernten die Früchte seiner Arbeit erleben und genießen darf. Es ist wahrscheinlich Teil unseres evolutionären Erbes, dass wir uns wohlfühlen wie auch sicher und zufrieden, wenn wir Lebensmittel selbst anbauen und ernten können. Unser Gehirn belohnt uns dafür mit dem Botenstoff Dopamin, er vermittelt Zufriedenheit, Glück und Gelassenheit.

Microgreens liefern aber auch schnelle Resultate und können schon bald nach der Aussaat geerntet werden. Wenn wir sehen, wie aus einem trockenen Samen ein grünes Lebewesen entsteht, wie dieses rasch sich entfaltet und wächst, lässt uns das immer wieder das Wunder des Lebens erahnen. Der Kontakt mit dem Mysterium der Natur, mit ihrem ständigen Kreislauf aus Entstehen und Vergehen, berührt viele Menschen tief. Es ist eine versöhnende Berührung, die uns zu einem besseren Verständnis für unseren Zustand und für die Bedingungen unserer menschlichen Existenz führen kann.

Microgreens bringen uns wieder in den Kontakt mit den Kräften der Natur.

Wenn wir wahrnehmen, wie lebendig und doch gleichzeitig verletzlich die kleinen Triebe der Microgreens sind, kann uns dies daran erinnern, dass wir selbst so sind: Voller Lebenskraft und gleichzeitig verletzlich, aufblühend und wieder vergehend. Wir können versöhnend und akzeptierend wahrnehmen, dass wir Teil dieses großen Prozesses sind, der ständig Leben gebiert. Und vielleicht können wir dabei den großen und heilsamen Frieden erfahren, der sich einstellt, wenn wir diesen Prozess erlauben – in uns und um uns herum.

Warum immer Blumen schenken?

Andere zu beschenken macht anhaltender glücklich, als Geld für sich selbst auszugeben, das zeigen Studien. Dies kann auch für Microgreens gelten. In einem dekorativen kleinen Töpfchen angebaut sind sie ein schönes Mitbringsel für einen Besuch im Freundeskreis oder der Familie. Für diesen Zweck sollten die Microgreens mindestens zehn Tage vorher angesät werden, zum Zeitpunkt des Schenkens können sie dann gleich verwendet werden.

Aufgrund ihrer Lebendigkeit sind sie ein guter und nachhaltiger Ersatz für Blumen, mit dem Sie zusätzlich und nicht nur symbolisch einen natürlichen Weg zu mehr Gesundheit weitergeben. Eine besondere Freude können mitgebrachte Microgreens sein, wenn Sie z. B. zum Essen eingeladen sind. Sie können verschiedene Sorten in kleinen Töpfchen mitbringen, die dann auf dem Esstisch verteilt werden. Wer sein Essen damit dekorieren oder verfeinern will, greift zu Schere oder Messer und erntet frisch.

Füttern der gesunden Darmflora

Beim Microgreenanbau (siehe ab Seite 75) interessieren wir uns vor allem für den oberirdischen Teil der Pflanze. Diesen können wir ernten und zum Wohle unserer Gesundheit anwenden. Ihm widmen wir unsere volle Aufmerksamkeit – wir beobachten, was oberhalb der Erdschicht geschieht, um das Wachstum und das Gedeihen unserer Pflanzen zu beurteilen.

Nach der Ernte, beim Entsorgen der Erde, in der unsere Microgreens gewachsen sind, entdecken wir ihr feines weißes, unterirdisches Geflecht. Ihr Wurzelsystem durchkämmt mit feinen Härchen das Substrat auf der Suche nach – nach was eigentlich? Selbstverständlich nach Wasser und Nährstoffen, aber auch nach Freundschaften. Da sich Freundschaften sehr gut mit Geschenken gewinnen lassen, nehmen die Wurzeln nicht nur, sie geben auch. Die Pflanzen stoßen Zucker aus ihren Wurzeln aus und locken damit bestimmte Pilze, mit denen sie Symbiosen eingehen.

Diese Lebenspartnerschaft aus Pilz und Pflanze wird Mykorrhiza genannt, und sie bringt beiden Vorteile. Die Pilze versorgen das Feinwurzelsystem der Pflanze mit Wasser und Nährsalzen, die Pflanze bedankt sich mit Zucker. Zudem fördern die Pilze das Immunsystem der Pflanzen, indem sie die Bildung von Abwehrstoffen anregen. Mittlerweile wurden sogar Partnerschaften beobachtet, bei der Abwehrstoffe der Pflanze nicht von dieser selbst, sondern vom Pilz stammten.

> Mykorrhiza: Pflanzen gehen Partnerschaften mit Pilzen ein.

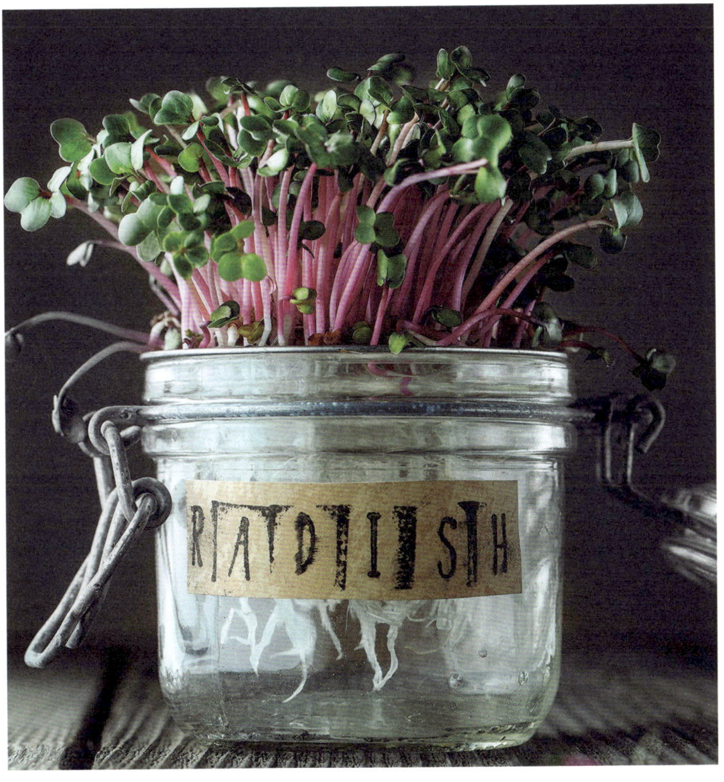

Als Gastgeschenk eine schöne Alternative zu Blumen: ein hübsches Einmachglas mit Microgreens.

Für unsere Microgreens ist der Kontakt zu Bodenpilzen noch nicht so wichtig, für größere Pflanzen, insbesondere für Bäume, ist eine solche Partnerschaft hingegen entscheidend. Wer als Pflanze keine oder die falschen Partner findet, gedeiht nur kümmerlich.

Die Darmflora aktiviert viele Heilkräfte der Microgreens.

Auch wir leben in Symbiose mit anderen Organismen, für unsere Gesundheit ist dies ähnlich bedeutend wie für die Pflanze die Partnerschaft mit Pilzen. Vielleicht ahnen Sie schon den Vergleich, den wir ziehen wollen: Wir gehen Partnerschaften mit unseren Darmbakterien ein, deren Summe als Darmflora bezeichnet wird. Sie fördert nicht nur unsere Gesundheit, sondern aktiviert auch viele Vitalstoffe aus unserer Nahrung. Damit ist sie auch für die Wirkung der Microgreens entscheidend. Microgreens wirken nicht bei jedem Menschen gleich, wer eine gesunde Darmflora hat, profitiert am meisten von ihnen. Alle anderen müssen nicht verzweifeln: Der regelmäßige Konsum verbessert das Gleichgewicht der Darmbakterien und damit wiederum die Aktivierung der Microgreens.

Dass ein weltweiter Artenschwund das Wohlergehen unserer Spezies gefährdet, ist bekannt. Er findet jedoch nicht nur in Naturschutzgebieten, im Kulturland oder im Meer statt, der Artenschwund ist viel näher, als wir uns bewusst sind, nämlich auch in uns drinnen: Durch sorglosen Antibiotikaeinsatz, einseitige Ernährung, chronischen Stress und übertriebene Hygiene nimmt die Bakterienvielfalt in unseren Gedärmen ab. Das macht uns nicht nur anfälliger für Krankheiten, der Artenschwund in unserem Bauch schwächt auch unsere Regenerationskräfte und unser Wohlbefinden.

Wir beherbergen durchschnittlich nur noch halb so viele verschiedene Bakterienkeime wie manche indigenen Völker. Prognosen warnen, dass unsere Bakterienflora in den nächsten Jahren weiter verarmen könnte. Verschiedene Wissenschaftler planen sogar schon ein Archiv für Darmkeime, bei dem – analog zum Archiv für Samenarten der Fruchtpflanzen dieser Erde auf Spitzbergen in Norwegen – die Vielfalt der menschlichen Darmflora konserviert werden soll.

In hochwertigen pflanzlichen Lebensmitteln wie Microgreens konnten über 400 Stoffe festgestellt werden, mit denen wir dieser Entwicklung begegnen und die Vielfalt und Gedeihe unserer Darmflora positiv beeinflussen können. Ganz besonders mögen unsere nützlichen Darmbakterien, mit denen wir in Symbiose leben, ballaststoffreiche Microgreens. Eine gute Wahl sind z. B. Alfalfa, Erbsen oder auch Kichererbsen, die im Rahmen einer kanadischen Studie die Darmflora der Probanden jeweils verbesserten. (4) Gut untersucht ist auch die Wirkung von Lein, seine komplexen Zuckerverbindungen fördern diverse vorteilhafte Darmkeime wie beispielsweise Bifidobakterien. (5)

Viele Microgreens sind gute Lieferanten für Flavonoide, eine Gruppe von Naturstoffen. Verschiedene Studien konnten zeigen, dass auch sie im Darm jene Bakterien vermehren lassen, die uns nützlich sind, darunter die Milchsäurebakterien (Laktobazillen). Besonders viele Flavonoide finden wir in Grünkohl, Brokkoli und Zwiebel. Diese enthalten auch organische Schwefelverbindungen, die bei Darmsanierung empfohlen werden, da sie schädliche Darmkeime bekämpfen und Gifte binden können.

Organische Schwefelverbindungen binden Gifte und bekämpfen schädliche Darmkeime.

Microgreens für die gesunde Darmflora

Brokkoli, Grünkohl, Kichererbsen, Knoblauch-Schnittlauch, Kohlrabi, Kresse, Radieschen, Rotkohl, Rucola, Zwiebeln

Verdauung und Regeneration stärken

Wir nehmen unseren Körper meist als etwas Festes und Solides wahr. In Wahrheit sind nur wenige Strukturen in ihm von Dauer, selbst feste Gewebe wie die Haut unterliegen einem ständigen Wandel. Alte Zellen sterben ab, neue kommen an ihre Stelle. Was glauben Sie, wie viele Zellen in Ihrem Körper jeden Tag absterben? Mehrere Tausend? Oder vielleicht Millionen? Es sind rund 200 Milliarden, alleine im Gehirn verlieren wir jeden Tag 100.000 Zellen. Diese Masse wird dauernd ersetzt, Ihr Körper erneuert sich ständig. Diesen Prozess versorgt wiederum die Verdauung mit Energie und Material, sie hält uns jung und leistungsbereit.

Microgreens können unsere Verdauungsenzyme aktivieren.

Es macht also Sinn, Magen und Darm bei ihrer Arbeit zu unterstützen. Microgreens können dabei eine wichtige Rolle spielen, weil sie die Darmflora anfüttern, wie wir bereits gesehen haben. Darüber hinaus können sie auch die Verdauungsenzyme im Dünndarm fördern, die Verdauungssäfte fließen und den Magen stärker kneten lassen. Sie können zudem den Ruhenerv, Parasympathikus genannt, aktivieren, mit dessen Hilfe die Leber und Verdauungsschleimhaut mit ausreichend Blut versorgt wird. Dabei spielt das limbische System in unserem Gehirn eine wichtige Rolle, in dem unter anderem unsere Emotionen verarbeitet werden. Das limbische System ist dafür verantwortlich, ob wir etwas mit Lust essen, es reguliert den Appetit. Dieser wiederum aktiviert die vielen Drüsen und Muskeln, die die Verdauungsarbeit erledigen.

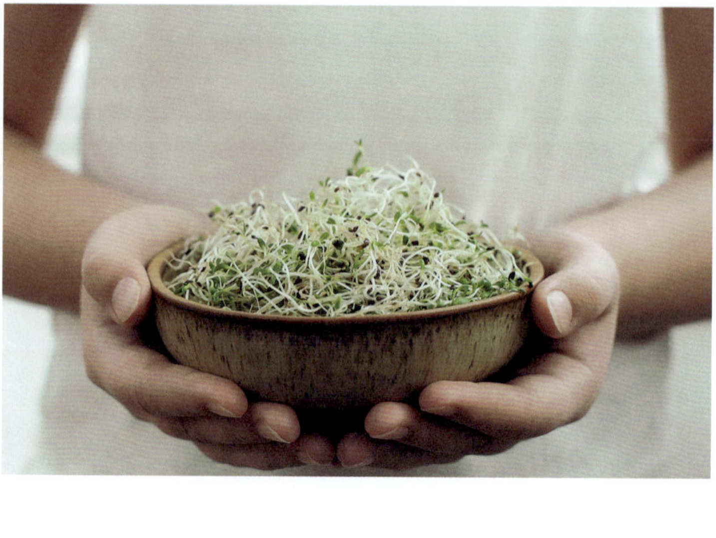

Alfalfasprossen regen den Appetit an und haben eine verdauungsanregende Wirkung.

Das limbische System erreichen wir mit Sinneseindrücken, Sie kennen sicher den Spruch: Das Auge isst mit. Wenn unser Essen einladend aussieht, regt das in unserem limbischen System den Appetit an, in dieser Hinsicht punkten Microgreens mit ihren kräftigen Farben und zierlichen Formen. Sie sehen alle verlockend vital aus und verschönern unsere Gerichte.

Noch stärker als das Aussehen wirkt der Geschmack auf das limbische System: Wenn uns etwas schmeckt, bekommen wir mit dem Appetit richtig Lust darauf. Geschmäcker sind natürlich verschieden, mit der Zeit werden Sie feststellen, welche Microgreens Ihnen besonders munden. Grundsätzlich lässt sich sagen, dass scharfe, angenehm saure oder leicht bittere Varianten Appetit und Verdauung anregen. Eine gute Wahl sind Knoblauch-Schnittlauch, Kapuzinerkresse und scharfe Vertreter der Kreuzblütengewächse wie Kresse, Rucola oder Radieschen. Auch Microgreens von Gewürzen wie Basilikum oder Dill regen die Verdauung an.

Appetit- und verdauungsanregende Microgreens

GESCHMACK	EMPFOHLENE SORTEN
scharf	Kapuzinerkresse, Knoblauch-Schnittlauch, Kresse, Radieschen, Rettich, Rucola, Zwiebel
süß	Alfalfa, Basilikum, Erbse, Kohlrabi, Rote Bete, Weizengras
bitter	Brokkoli, Grünkohl, Kresse, Lein
sauer	Buchweizen, Koriander, Rotklee
nussig	Alfalfa, Sonnenblume

Microgreens, die den Stoffwechsel anregen, sind auch bei verschiedenen Verdauungsbeschwerden eine Option, jene der Zwiebel beispielsweise bei Blähungen und Völlegefühl. Die Zwiebel fördert auch die Verdauung, das war unter anderem schon Sebastian Kneipp bekannt.

Appetitanregende Microgreens machen schwer verdauliche Speisen bekömmlicher.

Bei Völlegefühl, Blähungen, Sodbrennen oder krampfartigen Magen-Darm-Beschwerden kann auch Basilikum versucht werden, insbesondere wenn sich die Beschwerden durch Stress verschlimmern. Ergebnisse aus der Grundlagenforschung zeigen, dass Basilikum heilend auf die Magenschleimhaut wirkt, das kann z. B. auch bei einer Gastritis hilfreich sein.

Eine gute Ergänzung sind Microgreens aus Fenchelsamen, die in der modernen Phytotherapie bei verschiedenen Verdauungsbeschwerden Anwendung finden. Ihr ätherisches Öl besänftigt die Darmmuskulatur. Ähnlich entkrampfend wirkt der Koriander, welchen wir bei Oberbauchbeschwerden wie Blähungen und Völlegefühl empfehlen.

Bei Verstopfung sind ballaststoff- und schleimstoffreiche Microgreens eine gute Wahl, insbesondere jene von Kichererbsen und Mungbohnen (Ballaststoffe) sowie Lein (Schleimstoffe). Die Schleimstoffe des Leins quellen im Darm, dadurch kann sich der Stuhl verflüssigen.

Bei Verdauungsbeschwerden, die mit der Leber zusammenhängen, sind Linsen und Bockshornklee aufgrund ihres Histidingehalts eine interessante Option. Histidin ist eine Aminosäure, die Leberzellen schützen soll.

Weizengras ist bei chronisch entzündlichen Darmerkrankungen einen Versuch wert, wie eine Studie mit Menschen vermuten lässt, die an Colitis ulcerosa litten – in diesen Fällen ist die Dickdarmschleimhaut von den chronischen Entzündungen betroffen. Sie erhielten einen Monat lang frischen Weizengrassaft, dadurch besserten sich gleich verschiedene ihrer Beschwerden wie beispielsweise die Häufigkeit der Blähungen und Durchfälle. (6)

Weizengras wirkt lindernd auf die Darmschleimhaut.

Bei Entzündungen der Magenschleimhaut empfehlen wir Microgreens von Grünkohl und Brokkoli, ihre Senföle machten in Untersuchungen dem Magenkeim Helicobakter pylori das Leben schwer und förderten die Heilung. (7)

Microgreens für unsere Verdauung
Alfalfa, Basilikum, Erbse, Fenchel, Kapuzinerkresse, Knoblauch-Schnittlauch, Kohlrabi, Koriander, Kresse, Radieschen, Rote Bete, Rucola, Weizengras

Volle Keimkraft für Muskeln und Leistungsfähigkeit

Nicht nur im Spitzensport ist die Ernährung fester Teil des Trainingsplans geworden und erfüllt mehr Funktionen als nur das bloße Auffüllen von Energie- und Nährstoffen. Eine spezifische vitalstoffreiche Ernährung kann auch jedem von uns im Alltag helfen, Verletzungsrisiken zu senken, Regenerationszeiten zu verkürzen und alle Körpersysteme zu optimieren. Dazu zählen natürlich die Muskulatur, das Hormonsystem, der Stoffwechsel der Nervenzellen und die Energiegewinnung innerhalb der Zellen, aber auch ein Organ, das wir soeben kennengelernt haben: die Darmflora.

Studien zeigen, dass sich Menschen mit einer gesunden Darmflora nicht nur energetischer fühlen, ihr Energiehaushalt läuft tatsächlich besser als bei Menschen, deren Darmflora durch einseitige Ernährung, Stress oder Medikamente beeinträchtig ist. Dies liegt an der Verdauungsleistung der Darmflora – sie hilft uns, die Nährstoffe aufzunehmen, die wir brauchen, um uns nicht nur fit zu fühlen, sondern auch tatsächlich körperlich und geistig leistungsfähig zu sein.

Dazu zählt z. B. die Aminosäure Tyrosin, die wir in proteinreichen Microgreens wie Linsen finden. Tyrosin dient im Körper als Grundlage für die Produktion des Botenstoffes Dopamin, der uns motiviert, aktiv zu sein. Sie kennen das sicher: Wenn wir eine Tätigkeit mit Begeisterung ausüben, fällt sie uns leicht. Dopamin ist das Molekül, das uns begeistert sein lässt.

Aus Tyrosin kann unser Körper auch das Hormon Adrenalin bilden, das bei Bedarf Energien bereitstellt. Ein niedriger Tyrosinspiegel kann anders herum dafür sorgen, dass wir uns antriebslos, desinteressiert und energielos fühlen.

Es macht also Sinn, tyrosinhaltige Lebensmittel zu essen, weshalb wir in diesem Buch zum regelmäßigen Verzehr von Microgreens aus Hülsenfrüchten für mehr Leistungskraft raten. Darunter: Erbsen, Linsen, Kichererbsen und Bohnen, sie sind allesamt reich an wertvollen Eiweißen.

Tyrosingehalt von Hülsenfrüchten

HÜLSENFRÜCHTE	TYROSINGEHALT/100 G
Erbsen	1200 mg
Linsen	850 mg
Kichererbsen	650 mg
Adzukibohnen	600 mg

Ähnliches gilt für die Aminosäure Tryptophan, aus ihr bilden wir zwei Stoffe, die unsere Leistungsfähigkeit ebenfalls beeinflussen: Serotonin und Melatonin. Serotonin wirkt wie Dopamin auf die Stimmungslage und sorgt dafür, dass wir Lust auf die Aktivitäten haben, die wir ausführen wollen oder müssen.

Das Hormon Melatonin wird in der Zirbeldrüse produziert und ist für einen erholsamen Schlaf wichtig. Dieser zählt zu den wenigen erlaubten Dopingmitteln im Spitzensport und ist mit dafür verantwortlich, ob Athleten am Wettkampftag ihre volle Leistung abrufen können.

Schlafen Sie beispielsweise nur sechs Stunden, können Sie in Ihrem Alltag auch nur zwei Drittel Ihres Potentials abrufen. Sie fühlen sich schneller erschöpft, können langsamer Sauerstoff aufnehmen, Kohlendioxid abatmen und sogar schlechter die Körpertemperatur regulieren – Ihnen wird schneller heiß. Microgreens aus Hülsenfrüchten sind tryptophanreich, wie die folgende Tabelle veranschaulicht.

Tryptophangehalt von Hülsenfrüchten

HÜLSENFRÜCHTE	TRYPTOHANGEHALT/100 G
Erbsen	100 mg
Linsen	250 mg
Kichererbsen	160 mg
Adzukibohnen	166 mg

Gleichzeitig fördern Microgreens aus Hülsenfrüchten mit ihren Ballaststoffen, dass Tyrosin und Tryptophan durch die Darmflora bereitgestellt werden. Kichererbsen sind zudem wegen ihres Gehalts an Citrullin interessant. Das ist eine Aminosäure, die Muskelkraft, Regeneration und – über eine verbesserte Durchblutung des Beckens – Libido und Potenz fördern soll. Ähnlich wirkt die Aminosäure Arginin, die wir unter anderem reichlich in Linsen finden.

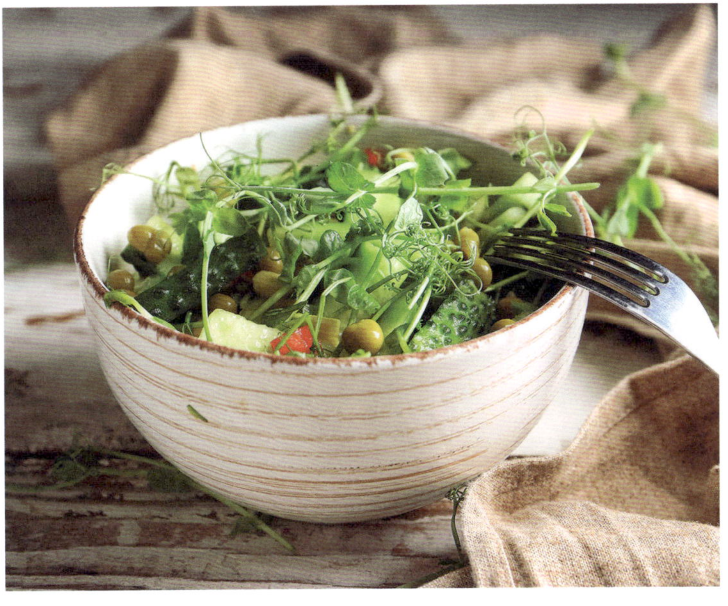

Microgreens aus Erbsen sind nicht nur sehr schmackhaft, sondern liefern wertvolle Proteine für den Energie- und Muskelstoffwechsel.

Betain fördert die Produktion von Carnitin und Kreatin – und damit unsere Muskel- und Leistungskraft.

Betain für den Muskelstoffwechsel: Auch der pflanzliche Wirkstoff Betain sorgt für einen kräftigen Muskelstoffwechsel, den wir in Microgreens aus Rote Bete, Spinat und Weizen finden. Eine Studie, bei der sieben Radfahrerinnen und neun Radfahrer teilnahmen, konnte zeigen, dass Betain die körperliche Leistung steigern kann. (8) Der Pflanzenstoff schützt Zellen vor den schädlichen Auswirkungen von Stress, was sich bei körperlicher Belastung beim Sport, aber auch bei großer Hitze positiv auswirkt. Daneben ist Betain an der Produktion von Kreatin beteiligt, ein besonders in der Bodybuilderszene und im Ausdauersport sehr geschätzter Stoff: Kreatin versorgt die Muskeln mit Energie und fördert deren Aufbau. Betainreiche Microgreens fördern daneben auch die Produktion von Carnitin, das bei der Energiegewinnung in unseren Mitochondrien – den Kraftwerken jeder Körperzelle – eine wichtige Rolle spielt.

Liponsäure zur Energiegewinnung: Spinat zählt neben Brokkoli zu den wenigen pflanzlichen Lebensmitteln mit einer nennenswerten Menge an Liponsäure (Thioctsäure). Diese hilft unseren Mitochondrien ebenfalls, Energie zu gewinnen. Sie ist nicht nur direkt daran beteiligt, sondern schützt diesen sensiblen Prozess auch durch ihre starken antioxidativen Fähigkeiten: Die Liponsäure kann nicht nur freie Radikale abfangen – die in unserem Stoffwechsel entstehen und Zellen schädigen können – sie kann auch unsere körpereigenen bzw. verbrauchten Radikalenfänger wie Vitamin C, Coenzym Q10 oder Glutathion regenerieren.

Diese antioxidativen Eigenschaften können bei täglichem Genuss von Spinat die Leistung von sportlich Aktiven steigern, wie eine iranische Studie feststellte. (9) Sie erinnern sich an die Comic- und Zeichentrickfigur Popeye der 30er-Jahre des letzten Jahrhunderts? Regelmäßiger Konsum von Spinat scheint tatsächlich auch das Muskelwachstum zu fördern, zu diesem Ergebnis kam eine internationale Studie unter Beteiligung der Freien Universität Berlin. Verantwortlich hierfür ist die anabole Substanz Ecdysteron, die lange als das Geheimnis der russischen Athleten galt. (10)

Nitrat – ein weiterer Leistungsfaktor: Auch die in vielen Gemüsen vorkommende Stickstoffverbindung Nitrat wirkt leistungssteigernd, da sie den Sauerstoffbedarf der Muskulatur drosseln kann. Aus ihr bildet unser Körper Stickstoffmonoxid (NO), das die Energieverwertung in den Mitochondrien und deren Versorgung mit Zuckermolekülen optimiert, und daneben auch die Durchblutung und Gesundheit unserer Gefäße fördern kann.

Spinat macht stark! Dafür kann unter anderem sein hoher Betaingehalt sorgen.

Verschiedene Microgreens liefern uns Nitrat in gesunden Mengen, darunter Kohlsorten, Mangold, Spinat, Rucola, Sellerie und Rote Bete. (11) Von diesen Microgreens sollten insgesamt aber nicht mehr als 100 Gramm pro Tag (für Kinder: 50 Gramm) verzehrt werden. Dann ist die aufgenommene Nitratmenge unbedenklich – Nitrat kann in niedrigen Dosierungen positive, bei großer Aufnahme potentiell auch schädliche Wirkungen haben.

Rote Bete haben wir in diesem Abschnitt bereits öfter erwähnt, im Spitzensport ist ihr Saft ein beliebtes legales Dopingmittel, den möglichen Nutzen unterstreichen mehrere Dutzend klinische Studien. Diese zeigen eindrücklich, dass der Verzehr von Roter Bete vor vorzeitiger Erschöpfung schützt, Ausdauer und Kraft steigert. Diese Effekte zeigten sich teilweise schon nach einer Woche.

Auch Menschen, die an krankheitsbedingter Erschöpfung leiden, scheinen von Roter Bete zu profitieren, darauf lassen etwa Studien mit Probanden schießen, die von chronisch obstruktiver Lungenerkrankung (COPD) und von Herzerkrankungen betroffen waren. (12) In den Studien wurde meist der Saft der Roten Bete verwendet, doch auch ihre Microgreens können sich positiv auf unsere Leistungsfähigkeit auswirken. Ihre B-Vitamine fördern den Energiestoffwechsel und ihr hoher Eisengehalt die Blutbildung.

Nitratreiche Microgreens wie Rote Bete fördern Kraft und Ausdauer.

Testosteronstoffwechsel fördern: Das Hormon Testosteron fördert – bei Männern und Frauen – den Muskelaufbau, die Heilpflanze Bockshornklee, die wir auch als Microgreen anbauen können, fördert den Testosteronstoffwechsel, wie mehrere Studien zeigen. Eine 2016 veröffentlichte australische Studie demonstrierte dies z. B. bei 120 Männern zwischen 43 und 70 Jahren. Daneben enthält Bockshornklee noch mehrere Vitalstoffe für einen kräftigen Energie- und Muskelstoffwechsel wie Cholin, Eisen, Vitamin B_1, B_2, B_3, B_5, B_6, B_9 (Folsäure), B_{12} und Vitamin D. Bereits die tägliche Einnahme von 500 mg Bockshornklee konnte in einer 2010 veröffentlichten Studie die Kraft, Ausdauer und Muskelmasse von 49 männlichen Teilnehmern fördern.

Mungbohnen zählen wie der Bockshornklee zur Familie der Schmetterlingsblütler, die wertvolle Proteine für unsere Muskeln liefern. Eine neuere Studie aus Arizona zeigt, dass auch Mungbohnen die Muskelkraft erhöhen können. (13)

Radikalenfänger Chlorophyll: Das Blattgrün fördert den Eisen- und Magnesiumstoffwechsel, was gut für unsere Muskeln und Nerven ist. In seiner Eigenschaft als Radikalenfänger kann Chlorophyll dafür sorgen, dass unsere Nervenzellen innerhalb ihrer Mitochondrien bei der Arbeit nicht durch freie Radikale gestört werden und wir uns besser konzentrieren können. Neben Chlorophyll finden sich noch viele weitere antioxidative Stoffe in Microgreens.

Für den Stoffwechsel der Muskulatur unerlässlich: Kalium, Kalzium und Natrium.

Ein gesunder Mix an Elektrolyten: Für den Stoffwechsel unserer Muskulatur unerlässlich sind auch die Elektrolyte Kalium, Kalzium, Natrium und Magnesium, denn sie erzeugen den elektrischen Impuls, der unsere Muskeln arbeiten lässt. An Natrium haben wir meist keinen Bedarf, das nehmen wir durch unsere moderne Ernährungsweise oft bereits in großen Mengen zu uns, was wiederum das Verhältnis der Elektrolyte in Zellen und Geweben belasten kann. Microgreens eignen sich für eine generell natriumarme, ausgewogene Ernährung und bieten einen gesunden Elektrolytmix an.

Microgreens mit hohen Mineralstoffkonzentrationen

Natrium	Fenchel, Mangold, Rote Bete, Spinat
Kalium	Brokkoli, Erbsen, Grünkohl, Kohlrabi, Mizuna, Mungbohnen, Kichererbsen, Radieschen, Rotkohl, Spinat
Kalzium	Fenchel, Grünkohl, Rucola, Sellerie, Spinat
Magnesium	Adzukibohne, Brokkoli, Erbse, Grünkohl, Knoblauch-Schnittlauch, Kohlrabi, Rotkohl

Dank der Eiweißverbindungen in Hülsenfrüchten können wir Eisen besser aufnehmen.

Eisen für die Leistungsfähigkeit: Eine im April 2020 veröffentlichte Studie nahm die Microgreens von Rucola, Brokkoli und Bockshornklee in den Fokus und untersuchte, wie sie unseren Eisenstoffwechsel fördern. Dafür ist nicht nur der reine Eisengehalt von Interesse. Schließlich können auch andere Stoffe der Microgreens die Eisenaufnahme fördern oder hemmen. Am besten schnitten die Microgreens von Bockshornklee ab (14), daneben ist auch Weizengras sehr eisenreich.

Damit wir Blut bilden können, brauchen wir auch Folsäure (Vitamin B_9), diese finden wir in den besonders eisenreichen Microgreens von Spinat und Hülsenfrüchten wie Erbsen, Linsen oder Kichererbsen. Aber können wir Eisen aus pflanzlichen Lebensmitteln nicht viel schlechter aufnehmen als aus tierischen Produkten? In der Tat tun wir uns dabei schwer, unser Körper scheint sich jedoch auch anpassen zu können. Hülsenfrüchte haben z. B. deutlich mehr Eisen als Rindfleisch, doch leider ist ihr Eisen für uns nicht besonders gut verfügbar – bei einem Mangel scheint unser Körper jedoch eine Ausnahme zu machen: Ein Forschungsteam aus den USA konnte zeigen, dass sich die Fähigkeit, Eisen aus Hülsenfrüchten aufzunehmen, bei Menschen mit Eisenarmut steigerte. (15)

Weitere Untersuchungen zeigten, dass Proteine aus Hülsenfrüchten wie Erbsen, Linsen oder Kichererbsen uns dabei helfen, Eisen insgesamt besser aus der Ernährung aufzunehmen. (16) Microgreens aus Hülsenfrüchten sind damit eine gute Beilage zum eisenhaltigen Steak oder Kalbsbraten.

Hülsenfrüchte bieten laut einer kanadischen Studie für sportlich aktive Menschen zusätzlich den Vorteil, dass ihre Kohlenhydrate den Blutzuckerspiegel wenig beeinflussen. Eine Ernährung mit vielen Hülsenfrüchten beeinflusst daher auch die Leistung und Regeneration beim Sport. (17)

Auch die Hülsenfrucht Alfalfa ist in diesem Zusammenhang interessant, sie enthält nennenswerte Mengen des Spurenelements Mangan, das die Blutbildung und Muskelleistung fördert. Auch bei Gebrechlichkeit im Alter sind Microgreens von Hülsenfrüchten eine tolle Option, um den erhöhten Proteinbedarf ab dem 65. Lebensjahr zu berücksichtigen.

Microgreens für Muskeln und Leistungskraft

Bockshornklee, Brokkoli, Erbsen, Grünkohl, Kichererbsen, Linsen, Rote Bete, Rucola, Sellerie, Spinat, Weizen

Positive Stimmung und guter Schlaf

Tryptophan lässt Microgreens wachsen und Menschen ausgeglichen sein.

Wir haben verschiedene Microgreens kennengelernt, die Tryptophan enthalten. Aus dieser Aminosäure stellen Keimlinge ein Hormon her, das Auxin. Davon benötigen sie besonders in den ersten Lebenstagen viel, denn es kurbelt als Wachstumshormon ihr Gedeihen an. Die Auxine sind besonders dann aktiv, wenn die Photosynthese ruht, also nachts oder in Schattenzeiten. Sie werden diesen Effekt wahrscheinlich auch bei Ihren Microgreens beobachten können: Morgens sehen sie oft besonders saftig, dunkelgrün aus und haben nachts deutlich an Größe zugenommen. Dafür sind die lichtscheuen Auxine verantwortlich.

Auch wir können mit Tryptophan etwas anfangen, es fördert weniger unser körperliches Wachstum, sondern unsere Stimmungslage, es sorgt für Schlaf und ausgeglichene, gute Laune. Im Abschnitt „Volle Keimkraft voraus“ haben wir bereits einige Tryptophan-Microgreens von Kichererbsen (der Name klingt schon nach guter Laune), Linsen oder Erbsen kennengelernt. Besonders viel Tryptophan finden wir auch in den Microgreens einer Pflanze, deren Blüte sinnbildlich für ein sonniges Gemüt steht: die Sonnenblume.

Auch die leicht nach Anis schmeckenden Microgreens des Fenchels können unsere Stimmung heben, die Samen der Heilpflanze Fenchel wirken antidepressiv und angstlösend. Bisherige Studien zeigen dies z. B. bei Frauen in den Wechseljahren. Das ätherische Fenchelöl, was sich in geringer Menge auch in den Microgreens findet, entspannt zudem die Muskulatur von Magen und Darm. Das kann uns dabei helfen, wenn Stress auf den Magen schlägt, Bauchschmerzen oder Verdauungsbeschwerden auslöst.

Lein-Microgreens können durch ihre ungesättigten Fettsäuren für gute Laune sorgen, dazu gibt es einige interessante Ergebnisse aus der Grundlagenforschung. Positiv auf unsere Stimmung können sich auch kämpferolhaltige Microgreens von Brokkoli, Spinat, Grünkohl oder Knoblauch-Schnittlauch – kurz Knolau – auswirken, da das Flavonoid Kämpferol angstlösende Eigenschaften hat.

Microgreens für gute Laune

Brokkoli, Fenchel, Grünkohl, Knoblauch-Schnittlauch, Lein, Linse, Sonnenblume, Spinat

Entgiften und verjüngen: Detox, Entsäuerung, Anti-Aging

Sauerstoff ist ein zweischneidiges Schwert: Er ist überlebensnotwendig, da wir ihn für die Energiegewinnung in unseren Zellen benötigen. Sauerstoff birgt aber auch Risiken. Sobald unsere Zellen ihn in ihre Stoffwechselprozesse integrieren, bilden sich freie Radikale, vor denen sich Zellen und Gewebe in Acht nehmen müssen. Freie Radikale spielen zwar bei einer Vielzahl von Prozessen eine wichtige Rolle, können aber auch den Stoffwechsel einer Zelle empfindlich stören oder zerstören.

Anhaltender oxidativer Stress lässt schneller altern und kann krank machen.

Die Zellen schützen sich durch verschiedene metallhaltige Enzyme, Hormone und Vitalstoffe wie Glutathion oder Vitamine gegen den schädigenden Einfluss. Im Idealfall besteht ein Gleichgewicht zwischen den Schutzmechanismen dieser Antioxidantien und der Menge an freien Radikalen. Wenn letztere überhandnehmen, spricht man vom oxidativen Stress. Hält dieser über einen längeren Zeitraum an, fördert er die Alterung von Zellen und Geweben und – vor allem durch die Schädigung unserer DNA – die Entstehung von Krankheiten wie Krebs, Alzheimer, Arteriosklerose oder Diabetes.

Auch bei chronischen Erschöpfungssyndromen wie dem Chronic Fatigue Syndrom (CFS) spielt oxidativer Stress eine Rolle. Neben Sauerstoff können noch andere Quellen die Bildung von Radikalen in unserem Körper veranlassen, dazu zählen z. B. Tabakrauch, chronischer Stress, UV-Licht und Entzündungsprozesse.

Mit der Ernährung können wir unseren Körper im Kampf gegen oxidativen Stress unterstützen, indem wir ihm jene Stoffe zuführen, die freie Radikale unschädlich machen. Besonders viele finden wir in pflanzlicher Ernährung und auch in unseren Microgreens, denn Pflanzen haben ganz ähnliche Probleme wie wir. Auch bei ihnen sorgt ein Element, auf das sie angewiesen sind, für die erhebliche Entstehung von Radikalen: das UV-Licht.

Um den ganzen Tag in der prallen Sonne stehen zu können, ohne dabei Schaden zu nehmen, bilden pflanzliche Zellen viele Radikalenfänger, die auch uns hilfreich sein können. Microgreens müssen besonders viele dieser Schutzstoffe produzieren, denn im Unterschied zu größeren Pflanzen ist beinahe ihr ganzer oberirdischer Pflanzenkörper ständig der Sonnenstrahlung ausgesetzt – sie beschatten sich nicht selbst.

Microgreens liefern einen gesunden Mix an Radikalenfängern.

Viele Hersteller von Nahrungsergänzungsmitteln suggerieren, dass wir pflanzliche Radikalenfänger isoliert und in hoher Dosis zu uns nehmen müssen, um freie Radikale und damit Krankheit und Alter aufzuhalten. Dies scheint aber vor allem nur dem Profit der Firmen zu nutzen. Eine regelmäßig aktualisierte Auswertung des internationalen Forschungsnetzwerks Cochrane Collaboration zeigt keine positiven Effekte hochdosierter antioxidativer Nahrungsergänzungspräparate auf die Alterung, im Gegenteil: Wer diese in großen Mengen zu sich nahm, schien sogar früher zu sterben. Den oxidativen Stress komplett zu blockieren, ist eine schlechte Idee, da er auch viele gesunde Wirkungen hat, er stärkt etwa unser Herz.

Besser als eine hohe Dosierung ist daher die richtige Mischung an Vitalstoffen, die wir zu uns nehmen. Um diese zu finden, können wir auf die Kräfte der Natur vertrauen. In natürlichen Heil- und Nahrungsmitteln wie den Microgreens finden wir eine ausgewogene Kombination an Enzymen und Antioxidantien, die uns vor den schädigenden Auswirkungen freier Radikale schützen. Sie schmälern die negativen Effekte von oxidativem Stress, ohne ihn seiner positiven Aspekte zu berauben.

Superoxiddismutasen bilden einen Schutzschild: Besonders starke Radikalenfänger aus Microgreens sind die Superoxiddismutasen, das sind metallhaltige Enzyme, die auch in unseren Zellen vorkommen. Sie schützen vor Zellalterung und sorgen dafür, dass der empfindliche Prozess der Energiegewinnung in den Mitochondrien reibungslos vonstattengeht. Studien zeigen, dass sie auch bei entzündlichen Erkrankungen, Diabetes mellitus, Erkrankungen der Atemwege und des Herzens sowie als Krebsschutz hilfreich sein können.

Mit nährstoffarmer Anzuchterde wird die Bildung starker Antioxidantien gefördert – Superoxiddismutasen genannt.

Superoxiddismutasen finden wir besonders häufig in Weizengras, Alfalfa, Erbsen, Zwiebeln und in der botanischen Familie der Kreuzblütler, von denen wir z. B. Rotkohl, Kohlrabi, Grünkohl, Brokkoli oder Rucola als Microgreens nutzen. Superoxiddismutasen agieren aber nicht alleine, sie brauchen bei ihrer Arbeit Unterstützung durch sogenannte Co-Enzyme wie B-Vitamine, Vitamin C, Vitamin E oder Zink. Darum brauchen wir uns nicht zu kümmern, wenn wir Microgreens konsumieren, denn sie liefern uns diese notwendigen Co-Enzyme gleich mit.

Da wir Microgreens auf nährstoffarmen Substraten wie Anzuchterde ziehen, steigern wir übrigens ihren Gehalt an Superoxiddismutasen, nährstoffarme Böden fördern die Bildung der Enzyme.

Selen fördert die körpereigene Entgiftung: Auch das Element Selen spielt eine wichtige Rolle bei der körpereigenen Entgiftung und dem Schutz unserer Zellen. Es ist Bestandteil vieler antioxidativer Enzyme und beeinflusst den Stoffwechsel der Schilddrüse sowie die Fruchtbarkeit des Mannes. Nennenswerte Mengen finden wir z. B. in Linsen und Kichererbsen. Selenreiche Linsen werden mittlerweile als mögliches Hilfsmittel bei Arsenvergiftungen untersucht. (18)

Der stark antioxidative Stoff Sulphoraphan fördert die Reinigung des Körpers.

Antioxidativ und entzündungshemmend: Ein anderer interessanter Stoff für unsere körpereigene Radikalenabwehr ist Sulphoraphan aus Brokkoli-Microgreens. Der schwefelhaltige Stoff zählt zu den am besten erforschten Naturstoffen und begegnet uns in diesem Buch öfter. Sulphoraphan wirkt nicht direkt antioxidativ, sondern aktiviert wichtige antioxidative Enzyme in unserem Körper. Dadurch senkt es oxidativen Stress und Entzündungen, die unser Altern und viele Krankheitsprozesse befeuern.

Seine entgiftende Wirkung demonstrierte eindrücklich eine 2014 publizierte chinesische Studie, bei der 291 Menschen aus Gebieten mit hoher Luftverschmutzung teilnahmen. Wer zwölf Wochen lang ein Getränk aus Brokkolisprossen zu sich nahm, förderte in der Studie die Reinigung seines Körpers von Luftschadstoffen. (19) Anhaltend mit diesen Stoffen belastet zu sein, erhöht das Risiko für Lungenkrebs und andere Erkrankungen der Atemwege sowie des Herz-Kreislauf-Systems.

Auch unsere Leber freut sich über Brokkolisprossen, unser moderner Lebensstil ist leider nicht besonders leberfreundlich. Wenn es nach dem sensiblen Entgiftungsorgan im rechten Oberbauch ginge, sollten wir uns mehr bewegen, weniger gestresst sein und uns abwechslungsreich und maßvoll ernähren. Dazu kommen z. B. noch die vielen Chemikalien aus Medikamenten, die die Leberzellen ebenfalls entgiften müssen. Bei dieser Aufgabe können wir sie ein wenig mit Microgreens unterstützen.

Erste Untersuchung zeigen, dass besonders antioxidative Stoffe wie Sulphoraphan hierfür interessant sind – so auch eine japani-

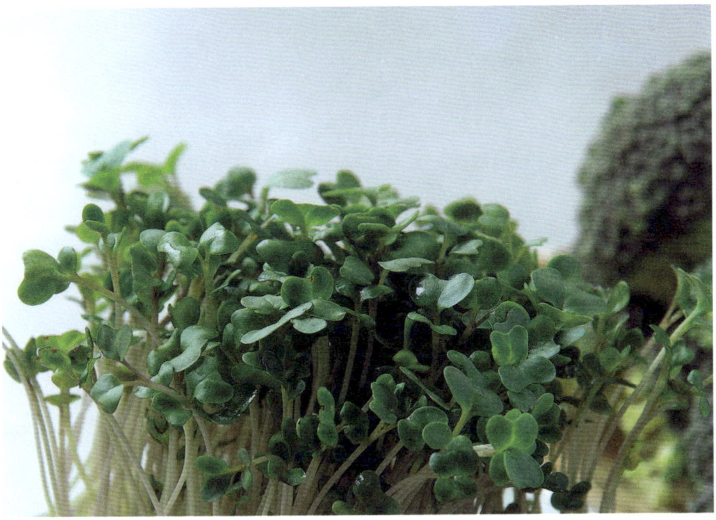

Brokkoli-Microgreens: entzündungshemmend – und für die gute Laune!

sche Studie mit 54 Männern, die an Fettleber litten. Sie verzehrten zwei Monate lang Brokkoli-Sprossen und verbesserten dadurch ihre Leberwerte. Das Autorenteam führt dies auf die Reduktion des antioxidativen Stresses durch Sulphoraphan zurück. (20) In Vietnam werden hingegen Mungbohnen traditionell zur Entgiftung eingesetzt, die beobachteten Effekte könnten mit dem stark antioxidativen Farbstoff Vitexin in Verbindung stehen.

Medikamente rauben Vitalstoffe

Was als Arzneimittel zugelassen wird, muss gut erforscht sein. Studien müssen die Wirksamkeit belegen, Packungsbeilagen geben über potentielle Risiken Auskunft – sie sind lang und umfangreich. Was wir darin sehr selten lesen: Die meisten Medikamente können die Aufnahme von Vitalstoffen wie Mineralien oder Vitaminen hemmen oder deren Ausscheidung fördern. Bei langzeitiger Einnahme von Medikamenten kann dies zu Mangelbeschwerden führen, wie das wissenschaftliche Team der Gesellschaft für Biofaktoren e. V. (GfB) warnt. Auf deren Website (www.gf-biofaktoren.de) gibt eine Liste darüber Auskunft, welche Vitalstoffe bei bestimmten Medikamenten besonders zu beachten sind, gegebenenfalls sollten diese substituiert werden.

Auf jeden Fall sollten Menschen, die Medikamente einnehmen, auf eine ausreichende Zufuhr vitalstoffreicher Lebensmittel achten. Dazu zählen auch unsere Microgreens mit ihrem reichhaltigen Mix an Mineralien, Vitaminen und Pflanzenwirkstoffen.

Karotinoide können Alterungsvorgänge in den Augen und im Gehirn reduzieren.

Jungbrunnen der Karotinoide: Unsere Microgreens enthalten alle auch antioxidative Karotinoide, viele davon können im Körper zu Vitamin A umgewandelt werden und damit unter anderem unsere Haut jung halten. Karotinoide wie Lutein, Betacarotin und Zeaxanthin stärken unsere Sehkraft und schützen vor Alterungsvorgängen wie einer Makuladegeneration – der Netzhautschädigung an der Stelle des schärfsten Sehens.

Besonders viele Karotinoide liefern die Microgreens von Weizengras, Grünkohl, Spinat, Koriander, Rotkohl, Brokkoli und Erbsen. Deren regelmäßige Einnahme scheint auch vor grünem Star zu schützen, wie verschiedene Studien vermuten lassen. Dabei ist gründliches Kauen sehr wichtig, denn so können mehr Karotinoide aufgenommen werden. Das antioxidative und DNA-schützende Potential kann dann schon nach sechs Stunden nachgewiesen werden, wie eine Studie mit Spinat veranschaulichte. (21)

Das Entgiftungspotential unserer Körpers stärken auch Vitamin-C-reiche Microgreens, dazu zählen Grünkohl und Brokkoli. Das antioxidative Vitamine E finden wir in Radieschen und Weizengras. Weizengras eignet sich besonders gut für Entgiftungskuren, für eine Studie nahmen 30 Erwachsene einen Monat lang Weizengras zu sich – mit beachtlichen Effekten: Bluttests zeigten eine Abnahme des oxidativen Stresses und einen gesteigerten Vitamin-C-Spiegel. (22)

Weizengras gilt aufgrund seines Spermidingehalts auch als Anti-Aging-Microgreen, Spermidin fördert die Regenerationsprozesse in den Zellen und kann Alterungsvorgänge verlangsamen. Dazu mehr im Abschnitt „Demenz und neurodegenerativen Erkrankungen vorsorgen“ (siehe Seite 67).

Microgreens für die Schwermetallentgiftung: Sellerie, Koriander und Weizengras.

Impuls für die Entgiftungsaktivitäten des Körpers: Microgreens können uns nicht nur mit entgiftenden Stoffen versorgen, sie können auch die Tätigkeit der Entgiftungsorgane selbst anregen. Alfalfa, Weizengras und Sellerie fördern die Tätigkeit der Nieren und veranlassen diese, mehr Harn zu bilden. Microgreens aus Sellerie und Koriander sind eine gute Kombination, um eine Ausleitung zu unterstützen. Verschiedene Wirkstoffe des Korianders wie seine Flavonoide und Gerbstoffe sollen beispielsweise Schwermetalle und Umweltgifte wie Weichmacher aus den Zellen und dem zentralen Nervensystem lösen. (23) Sie befinden sich dann im Bindegewebe, das durch eine Anregung der Nierentätigkeit gereinigt werden kann.

Zusätzlich ist die Einnahme von schwefelhaltigen Microgreens wie Brokkoli, Grünkohl, Kresse, Kohlrabi, Bockshornklee oder Rucola empfehlenswert, da sie die Aktivität des Entgiftungsenyzms Glutathion fördern, das an Schwermetalle bindet, damit sie aus dem Körper gespült werden können.

Basische Mineralien aus den Microgreens regulieren unseren Säure-Basen-Haushalt.

Den Säure-Basen-Haushalt fördern alle unsere Microgreens, denn jede Pflanze ist reich an Mineralstoffen, die eine basische Wirkung vor allem auf das Bindegewebe haben. Dieses ist der große Leidtragende, wenn im Stoffwechsel zu viele Säuren produziert werden. Es verändert dann seine Struktur und kann insbesondere der Versorgung der Zellen mit Nährstoffen schlechter nachkommen. Dies wird mit dem Auftreten von Müdigkeit, Konzentrationsstörungen, Verdauungsproblemen und Muskel- und Gelenkbeschwerden in Verbindung gebracht.

Für Entsäuerungskuren empfehlen wir Sellerie und Weizengras. Letzteres ist reich an entgiftendem Chlorophyll und organischer Kieselsäure, die sich positiv auf den Säure-Basen-Haushalt auswirken kann. Wie alt wir werden, hängt schlussendlich von unseren Genen ab. Wenn Sie Microgreens wie Brokkoli essen, beeinflussen Sie damit auch Ihre Genetik – und sogar die von möglichen Nachkommen. Brokkoli und andere grüne Microgreens können dafür sorgen, dass krank machende Gene ausgeschaltet und günstige aktiv werden. Dieser Prozess wird Epigenetik genannt und kann dazu führen, dass erblich bedingte Belastungen weniger zum Tragen kommen.

Microgreens für Detox, Anti-Aging und Entsäuerung

Bockshornklee, Brokkoli, Erbse, Grünkohl, Kichererbse, Kohlrabi, Koriander, Linse, Mungbohne, Radieschen, Rotkohl, Rucola, Sellerie, Spinat, Weizen

Senföle für ein schlagkräftiges Immunsystem

Bei manchen Pflanzen kommen uns die Tränen, beispielsweise bei Zwiebeln und Meerrettich. Sie reizen nicht nur unsere Augenschleimhaut, sondern machen sich auch in Mund und Rachenraum durch ihre Schärfe bemerkbar. Wir lassen uns davon nicht abbringen und konsumieren Zwiebel, Meerrettich oder scharfe Gemüse wie Radieschen trotzdem – oder genau deswegen.

Senföle schützen Pflanzen vor Fressfeinden, Bakterien, Pilzen und Viren.

Den meisten Tieren hingegen ist ihr aggressiver Geschmack und Geruch zu viel. Für diese ist eine besondere Gruppe von pflanzlichen Wirkstoffen verantwortlich, die schwefelhaltigen Senföle. Mit ihrer bitteren und scharfen Note schützen sie die Pflanze nicht nur vor gefräßigen Insekten oder Säugetieren, sondern halten auch Bakterien, Pilze und Viren auf Distanz. Diese Eigenschaften machen Senföle für die Medizin interessant, die besonders bei der Behandlung von viralen und bakteriellen Infektionen immer wieder an Grenzen stößt. Viren liefern wenige und oft nur schwer beeinflussbare Ansätze für die Therapie, und Bakterien zeigen sich immer öfter von antibakteriellen Wirkstoffen unbeeindruckt.

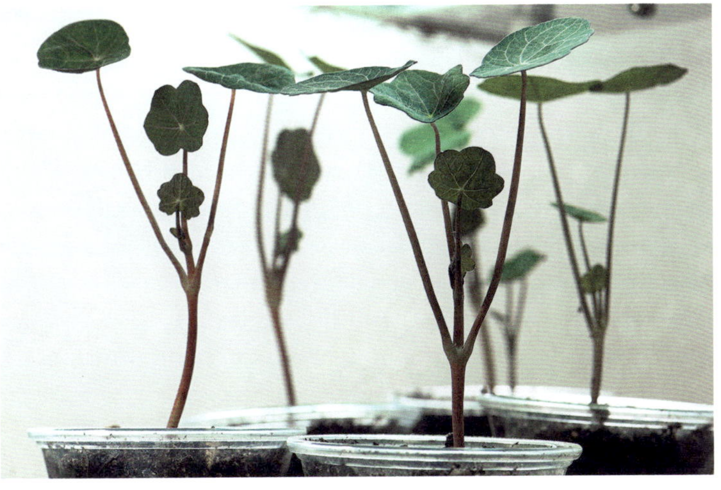

Senföle finden wir in Microgreens vieler Kreuzblütler und in der Kapuzinerkresse.

Viele multiresistente Keime scheinen unverwundbar – kein Antibiotikum kann ihnen etwas anhaben.

Wie alle anderen Lebewesen können sich Bakterien an veränderte Umweltbedingungen anpassen, bereits die nachfolgende Generation kann durch den evolutionären Prozess gegen Widrigkeiten gerüstet sein, vor denen die Elterngeneration noch kapitulieren musste. Bei den Bakterien geht dieser Lernprozess schnell, schließlich können sie sich unter optimalen Bedingungen alle 20 Minuten teilen. So kommt es, dass immer mehr herkömmliche Antibiotika nicht oder nur bedingt wirksam sind, immer mehr bakterielle Erreger bilden Resistenzen aus. Manche Bakterien scheinen sogar unverwundbar, sind multiresistent und stellen eine große Herausforderung für das Gesundheitssystem dar.

Einer 2019 veröffentlichten Erhebung zufolge sterben jährlich zwischen 30.000 und 40.000 Menschen in der EU an den Folgen einer Infektion mit antibiotikaresistenten Erregern. Bei vielen dieser Fälle war die Medizin machtlos, kein Antibiotikum zeigte sich wirksam. Die Wissenschaft schlägt Alarm und fordert einen verantwortungsvolleren Einsatz der Präparate und die Entwicklung neuer antibiotischer Wirkstoffe. Hier kommen unsere Senföle ins Spiel.

Dass Bakterien Resistenzen entwickeln, ist nicht neu, diese Fähigkeit ist Teil ihres großen Erfolgs. Die Kleinstlebewesen zählen zu den ältesten Lebewesen überhaupt und können dank ihrer Anpassungsfähigkeit selbst in lebensfeindlichen Arealen gedeihen. Schon rund 3,5 Milliarden Jahre bevölkern sie diesen Planeten, im Vergleich dazu sind wir Menschen Neulinge, denn als Homo sapiens erschienen wir vor gerade einmal 300.000 Jahren auf der Bühne. Der Planet war da schon grün, die erste Pflanze soll vor über 400 Millionen Jahren das Land besiedelt haben.

Pflanzen haben also viel mehr Erfahrung im Umgang mit den Widrigkeiten des Lebens, sie mussten sich länger mit anpassungsfähigen Bakterien herumschlagen. Dabei haben sie auch erstaunliche Wirkstoffkombinationen entwickelt, gegen die Bakterien bis heute keine Resistenz gelingen mag.

Senföle finden wir in Microgreens von Kreuzblütlern – wie Rettich, Radieschen, Rucola, Kresse – von Kohlsorten, Lauchgewächsen wie Knoblauch und Zwiebel und der Kapuzinerkresse. Die Senföle der Kapuzinerkresse sind besonders gut erforscht und auch Teil des Wirkstoffkomplexes von Angocin Anti Infekt, einem pflanzlichen Mittel bei bakteriellen Infektionen. Studien zeigten dessen Wirksamkeit bei Infekten der Atem- und Harnwege, bei Blasenentzündungen ist das Präparat sogar schon Teil der Leitlinie für die ärztliche Praxis. (24) (25)

Senföle machen Bakterien gleich auf verschiedenen Wegen das Leben schwer. Sie verhindern, dass diese sich an der Schleimhaut festhalten können und hemmen die Bildung von Biofilmen. Diese bilden Bakterienkolonien als einen gelartigen Schutzschild, der sie unter anderem vor antibakteriellen Wirkstoffen schützt. Zudem stören Senföle das Innenleben von Bakterienzellen, was ihr Wachstum und ihre Vermehrung hemmen kann.

Senföle schwächen den Biofilm – den Schutzschild vieler bakterieller Erreger.

Auch dem häufigen Magenkeim Helicobakter pylori schaden Senföle, wie mehrere Studien mit Brokkolisprossen zeigen. Ihr Senföl Sulphoraphan reduziert die Keimzahl im Magen und etwaige Entzündungsprozesse. (26) Dieser Effekt kann bei einer Magenschleimhautentzündung hilfreich sein, die in den meisten Fällen durch Helicobakter pylori ausgelöst wird.

Vielleicht fragen Sie sich, ob Senföle aber Ihrer Darmflora schaden können, wie dies z. B. die antibakteriellen Wirkstoffe von Antibiotika tun? Darum brauchen Sie sich keine Sorgen zu machen, die Senföle werden bereits in den oberen Abschnitten des Darms aufgenommen und kommen mit der wichtigen Bakterienflora im Dickdarm nicht in Berührung.

Senföle schonen die Darmflora, da sie bereits im oberen Verdauungstrakt aufgenommen werden.

Gewappnet gegen Grippeviren: Senfölhaltige Microgreens unterstützen unser Immunsystem nicht nur im Kampf gegen unliebsame Bakterien. Sie wirken auch gegen andere Krankheitserreger wie Viren und Pilze. Ihre antiviralen Eigenschaften können uns während der kalten Jahreszeit hilfreich sein, senfölhaltige Heilpflanzen wie Kapuzinerkresse werden beispielsweise bei viralen Infektionen wie Schnupfen oder Erkältung empfohlen. Bei diesen Indikationen kommt auch die entzündungshemmende Wirkung zum Tragen.

Die Senföle des Brokkoli können bei viralen Atemwegsinfektionen ebenfalls hilfreich sein, wie eine 2016 veröffentlichte amerikanische Studie vermuten lässt. Sie konnte zeigen, dass der Konsum von Brokkolisprossen die körpereigene Abwehr gegen Grippeviren steigern kann. (27) Von diesem Effekt können auch Raucher profitieren, wie eine weitere Studie aus den USA zeigt: Wer raucht, schwächt damit die Abwehrkraft seiner Nasenschleimhaut gegenüber Viren. Der regelmäßige Konsum von Brokkolisprossen wirkt dem entgegen – andere schädigende Einflüsse des Rauchens bleiben allerdings weiterhin bestehen. (28)

Alle Senföle enthalten übrigens Schwefel, ein besonders heilkräftiges Element, dem wir in diesem Buch immer wieder begegnen. Es macht senfölhaltige Microgreens zu einer starken Unterstützung für unser Immunsystem. Wenn wir diese regelmäßig genießen, sorgen wir dafür, dass unsere Schleimhäute besser vor aggressiven Eindringlingen geschützt sind. Das gilt nicht nur für die Schleimhaut von Mund, Rachen oder Magen, die beim Verzehr direkt mit den Senfölen in Kontakt kommen. Auch die Schleimhäute der Harnwege und Lunge können profitieren, denn über diese werden in die Blutbahn übernommene Anteile der Senföle aus unserem Körper wieder ausgeschieden.

Senföle werden über den Harn- und Atemtrakt ausgeschieden und entfalten dabei auch dort ihre Wirkung.

Bei Husten, Nasennebenhöhlenentzündung und Schnupfen sind zudem Microgreens der Zwiebel eine gute Wahl, da sie schleimlösend wirken. Sie erhöhen auch die Harnmenge, weshalb wir sie in unserer Praxis bei Blasenentzündungen empfehlen.

Wer zu Blasenentzündungen neigt, kann senfölhaltige Pflanzen mit den harntreibenden Microgreens von Sellerie oder Spinat kombinieren. Ein ebenfalls stark antiviraler Pflanzenwirkstoff ist der Farbstoff Quercetin, den wir reichlich in Brokkoli, Grünkohl und Zwiebeln finden. Diese Microgreens enthalten Vitamin C wie auch jene von Rucola und Kresse, was nicht nur dem Immunsystem nützt, sondern auch die Aufnahme von Quercetin fördert.

Quercetin kann Studien zufolge Erkältungs- und Grippeviren daran hindern, in unsere Zellen einzudringen. Dies kann vor entsprechenden Erkrankungen schützen oder die Erkrankungszeit

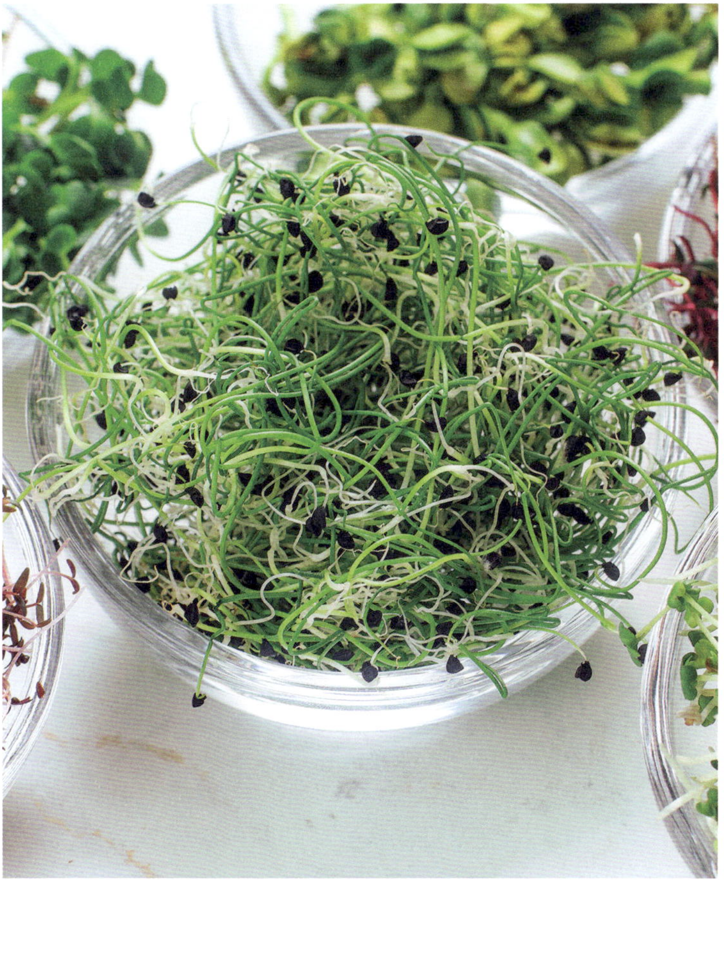

Bei Husten, Nasennebenhöhlenentzündung und Schnupfen helfen Zwiebel-Microgreens.

verkürzen. Quercetinhaltige Microgreens sind also besonders in den kalten Monaten und während Grippeepidemien eine gute Option.

Andere wertvolle Farbstoffe für das Immunsystem sind die schon beschriebenen Karotinoide, die wir reichlich in Weizengras, Grünkohl, Spinat, Koriander, Rotkohl, Brokkoli und Erbsen finden. Karotinoide fördern die Aktivität spezieller Abwehrzellen (T-Lymphozyten), die z. B. bei der Virusabwehr wichtig sind. Auch Aminosäuren sind ein wesentlicher Bestandteil eines gut funktionierenden Immunsystems, besonders erwähnenswert sind Arginin, Glycin, Glutamin und Cystein. Alle vier sind für die Abwehrleistung auch reich an Zink und kommen in Kichererbsen und Adzukibohnen vor. Deren Microgreens sind daher eine gute Wahl, um die Körperabwehr zu stärken.

Microgreens für das Immunsystem

Brokkoli, Erbse, Grünkohl, Kapuzinerkresse, Kichererbse, Knoblauch-Schnittlauch, Koriander, Kresse, Radieschen, Rettich, Rotkohl, Rucola, Spinat, Weizen, Zwiebel

Hilfe bei Arthrose, Rheuma und entzündlichen Prozessen

Die Ernährung hat sich bei vielen entzündlichen Erkrankungen, etwa bei den verschiedenen rheumatischen Leiden, zu einer wichtige Säule der Behandlung entwickelt. Microgreens können mit ihren verschiedenen Vitalstoffen einen wichtigen Beitrag dabei leisten, denn sie beeinflussen verschiedene Entzündungswege.

Ballaststoffe fördern nützliche Fettsäuren und hemmen das entzündungsfördernde Protein Zonulin.

Eine Forschergruppe der Friedrich-Alexander-Universität Erlangen-Nürnberg wies 2020 darauf hin, dass pflanzliche Ballaststoffe bei verschiedenen entzündlichen Erkrankungen hilfreich sein können. Bei Menschen, die an einer rheumatoiden Arthritis leiden, konnten sie nachweisen, dass eine ballaststoffreiche Ernährung dem entzündlichen rheumatischen Prozess entgegenwirkte, indem sie spezifische Zellen des Abwehrsystems beeinflusste.

Pflanzliche Ballaststoffe wirken von zwei Seiten: Unsere Darmflora bildet daraus kurzkettige Fettsäuren wie Propionat und Butyrat, die entzündungshemmend wirken und die Funktionsfähigkeit beispielsweise unserer Gelenke fördern. Eine durch Ballaststoffe gestärkte Darmflora kann zudem ein bestimmtes Protein im Darm hemmen – Zonulin –, das autoimmune Prozesse befeuert, indem es die Barrierefunktion der Darmschleimhaut schwächt.

Für die Behandlung von entzündlichen und verschleißbedingten rheumatischen Prozessen sind besonders Microgreens interessant, die neben Ballaststoffen auch andere entzündungshemmende Stoffe mit sich bringen, und so den Aufbau der geschädigten Gelenke fördern. Bei Gelenkarthrose empfehlen wir den Bockshornklee, der traditionell schon lange – innerlich und äußerlich – bei Abnutzungserscheinungen eingesetzt wird.

Bereits kennengelernt haben wir auch den Wirkstoff Sulphoraphan in beispielsweise Brokkoli-Keimlingen. Seine entzündungshemmende Wirkung kann sich positiv auf das Altern von Zellen und Geweben sowie bei weiteren Krankheiten auswirken, bei denen Entzündungen eine Rolle spielen, wie etwa bei Asthma oder Heuschnupfen. (29) Zwei amerikanische Studien vermuten, dass diese Wirkung von Sulphoraphan darüber hinaus bei Autismus hilfreich sein könnte. (30)

Auch andere Senföle wie das Allicin aus dem Knoblauch-Schnittlauch können bei Entzündungen helfen. Dies zeigt eine iranische Studie, bei der übergewichtige Frauen mit Kniegelenksarthrose zwölf Wochen lang ein Knoblauch-Präparat zu sich nahmen, dessen entzündungshemmende Wirkung eine Abnahme der Gelenkschmerzen brachte. (31)

Schwefelhaltige Senföle lindern den Entzündungsprozess.

Einen tollen Mix aus Senfölen und den stark entzündungshemmenden roten Pflanzenfarbstoffen, den Anthocyanen, bieten Microgreens von Rotkohl. Ergebnisse aus der Grundlagenforschung lassen vermuten, dass diese Mischung unsere Gefäße wie auch den

Zuckerhaushalt und die Gelenke vor Entzündungen schützen kann.

Andere Farbstoffe aus Microgreens, die bereits beschriebenen Flavonoide wie Kämpferol oder Quercetin können das Enzym Cyclooxygenase-2 (COX-2) daran hindern, entzündungsfördernde Stoffe zu bilden und Schmerzen zu verstärken. Eine Hemmung dieses Enzyms durch Medikamente und/oder die Ernährung kann bei verschiedenen rheumatischen Erkrankungen hilfreich sein. Flavonoidreiche Microgreens von Grünkohl, Brokkoli oder Zwiebel leisten hierbei sicher einen wertvollen Beitrag. (32) Eine entsprechende Ernährung scheint sich auch bei versteckten Entzündungsvorgängen – silent inflammations genannt – positiv auszuwirken, die bei der Entstehung von vielen Zivilisationskrankheiten beteiligt sind. In einer klinischen Studie verbesserte ein Weizengraspräparat die Beschwerden von Menschen, die an der rheumatoiden Arthritis leiden. (5) Bei rheumatischen und anderen entzündlichen Erkrankungen sind unserer Meinung nach auch Lein-Microgreens sinnvoll, die viele entzündungshemmende Fettsäuren enthalten. (33)

Microgreens gegen Entzündungsvorgänge
Bockshornklee, Brokkoli, Grünkohl, Knoblauch-Schnittlauch, Lein, Rotkohl, Sellerie, Weizen, Zwiebel

Gesundheit für Gefäße, Herz und Kreislauf

Senföle können die körpereigene Radikalenabwehr stärken.

Niemand steht gerne im Stau – auch unsere roten Blutkörperchen nicht. Am liebsten wären ihnen elastische, weite Gefäße, dann kommen sie mit ihrem Sauerstoff schnell da an, wo wir ihn gerade brauchen. Wenn unsere Blutbahnen erkranken, erschwert sich die Versorgung von wichtigen Organen wie dem Herzen oder Gehirn. Besonders häufig beeinträchtigt die Atherosklerose – im Volksmund bekannt als Arterienverkalkung – die Durchblutung, ein entzündlicher Prozess führt hierbei zur Einlagerung von Fetten und Kalzium in den Gefäßwänden.

Hierbei spielt oxidativer Stress eine entscheidende Rolle, da liegt es nahe, Menschen mit Atherosklerose Antioxidantien zu empfehlen. Ganz so einfach ist es aber leider nicht, denn bisherige Studien konnten keinen Nutzen durch pflanzliche antioxidative Stoffe feststellen. Was aber zu funktionieren scheint, ist die Stärkung unserer eigenen antioxidativen Enzyme. Dazu können uns Senföle wie das Sulphoraphan aus Brokkoli-Microgreens helfen, wie bisherige Erkenntnisse aus der Grundlagenforschung vermuten lassen.

Eine Pflanze mit Senfölen, deren gefäßschützende Wirkung hingegen schon lange anerkannt ist, haben Sie wahrscheinlich auch in Ihrer Küche: Knoblauch. Seine Wirkstoffe entschärfen aggressive Sauerstoffverbindungen, die Entzündungen bei der Atherosklerose befeuern. Zudem bremsen sie die körpereigene Bildung von Cholesterin, insbesondere von LDL-Cholesterin (low density lipoprotein, engl. = Lipoprotein niederer Dichte), das sich in entzündete Arterienwände einlagern kann und im Unterschied zu HDL-Cholesterin (high densitiy lipoprotein, engl. = Lipoprotein hoher Dichte) oft als schlechtes Cholesterin bezeichnet wird.

Knoblauch hat noch weitere günstige Wirkungen: Er beeinflusst auch die Blutgerinnung und kann dafür sorgen, dass sich die Gefäße weiten und entspannen und der Blutfluss gefördert wird. Seine Senföle hindern Blutplättchen daran, sich zusammenzuballen und Blutgerinnsel, sogenannte Thromben zu bilden, die zu Störungen des Blutflusses in Venen oder Arterien führen können.

Verschiedene klinische Studien zeigen, wie vielversprechend das Zusammenspiel dieser Wirkungen ist. Knoblauchextrakte konnten in den Untersuchungen erhöhte Blutdruckwerte senken und den Gefäßstoffwechsel der herznahen Arterien bei Menschen mit Atherosklerose verbessern. (34) (35) Auch eine schwedische Studie

> Wirkstoffe aus dem Knoblauch können Durchblutungsstörungen verbessern.

zeigte bei Atherosklerose eine verbesserte Durchblutung nach Einnahme eines Knoblauchpräparates. (36)

Wer von einer koronaren Herzkrankheit betroffen ist, könnte ebenfalls von der Heilpflanze Knoblauch profitieren, lässt eine iranische Studie vermuten. Bei dieser besserten sich Entzündungsvorgänge im Gefäßsystem. (37) Auch den blutdrucksenkenden Effekt von Knoblauch bestätigen verschiedene Untersuchungen. (38) Andrew Neil von der Oxford Universität hat 25 klinische Studien von Knoblauch ausgewertet, die vor dem Jahr 2000 veröffentlicht wurden. Laut seinen Berechnungen kann eine regelmäßige Einnahme das Gesamtcholesterin im Blut um zehn Prozent senken, den Blutdruck um acht Prozent – damit vermindere sich das Schlaganfallrisiko um bis zu 40, das Risiko für einen Herzinfarkt um 25 Prozent.

Allicin aus Knoblauch-Schnittlauch: Hauptverantwortlich für die gefäßpflegenden Wirkungen der Knolle ist der Stoff Allicin, der für den typischen Knoblauchgeruch verantwortlich ist. Als Microgreen können wir Knoblauch nicht direkt, sondern seinen nahen

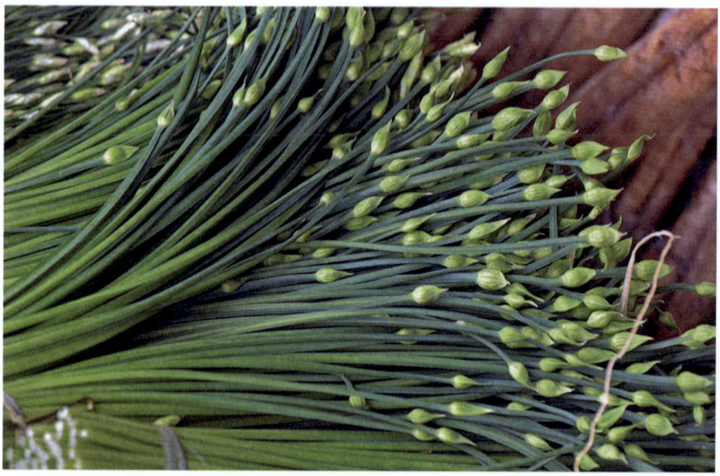

Wie Knoblauch enthält auch der Knolau den gefäßpflegenden Stoff Allicin.

Verwandten, den Knoblauch-Schnittlauch – kurz Knolau – anbauen. Vielleicht kennen Sie diesen auch unter den Bezeichnungen chinesischer Schnittlauch, chinesischer Lauch, Buchu oder Schnittknoblauch.

Knolau ist vor allem in Asien bekannt und wird in der chinesischen, japanischen, indischen und koreanischen Küche geschätzt. Er riecht wie Knoblauch, was daran liegt, dass auch er das gefäßpflegende Allicin enthält. Allicin wird erst bei Verletzung der Pflanze aus der Aminosäure Alliin gebildet. Es ist daher sinnvoll, Microgreens aus Knolau vor dem Verzehr klein zuschneiden und kurz ruhen zu lassen.

Nicht nur die Senföle des Knoblauchs fördern die Gesundheit unserer Gefäße, die Grundlagenforschung zeigt, dass auch Rucolasorten das Kreislaufsystem unterstützen können. Rucola ist auch aufgrund des hohen Stickstoffgehaltes interessant. Nitratreiche Gemüse wie Rucola, Rote Bete und Spinat können Studien zufolge arterielle Gefäße entspannen und damit den Blutdruck senken. (39)

Microgreens aus Spinat, Grünkohl und Brokkoli liefern viel gefäßschützendes Vitamin K.

Vitamin K schützt vor Ablagerungen: Spinat ist auch wegen seiner hohen Werte an Vitamin K eine gute Wahl, da es die Gefäße vor Kalkablagerungen schützt. Reich an Vitamin K sind alle intensiv grünen Microgreens, auch jene von Grünkohl und Brokkoli. Viele Hülsenfrüchte wie Linsen sorgen ebenfalls für gesunde Gefäße und eine gute Durchblutung. Wer sie häufig konsumiert, scheint sein Risiko für Herz-Kreislauf-Erkrankungen senken zu können, belegt eine kanadische Studie. (40)

Hülsenfrüchte für gesunde Gefäße: Kichererbsen und Rotklee mit ihren Pflanzenfarbstoffen, die Erbse mit Eiweißen.

Isoflavone für elastische Gefäße: Auch Kichererbsen verbessern laut einem Forschungsteam der Montclair State University, New Jersey, die Durchblutung. Sie gaben das Mehl aus gekeimten Kichererbsen zu einem Pastateig, das fertige Gericht verbesserte die arterielle Durchblutung der Probanden. (41) Dafür könnte ihr Gehalt an Isoflavonen verantwortlich sein, eine isoflavonreiche Ernährungsweise wird mit einem gesenkten Risiko für Herz-Kreislauf-Erkrankungen in Verbindung gebracht.

Diese sekundären Pflanzenstoffe finden wir auch in Linsen und Rotklee, Letzterer kann einer Untersuchung zufolge die Arterien elastischer machen. (42) Bei Erbsen scheinen einzelne Eiweiße blutdrucksendend zu wirken, eine kanadische Studie vermutet, dass diese wiederum Hormone beeinflussen, die unseren Blutdruck regulieren. (43) Auch je mehr antioxidative Karotinoide im Blut zirkulieren, desto besser sind wir vor Herz-Kreislauf-Erkrankungen geschützt. Das legen weitere Beobachtungsstudien nahe. Besonders viele Karotinoide enthalten Microgreens von Grünkohl, Spinat, Koriander, Rotkohl, Brokkoli und Erbsen.

Buchweizen und Lein: Eine weitere traditionell bei Gefäßerkrankungen angewandte Heilpflanze ist Buchweizen, deren süß-nussige Microgreens wir kultivieren können. Die Blätter sind reich an Fagopyrin, ein Farbstoff, der bei Venenerkrankungen, Ödemen und Durchblutungsstörungen verwendet wird. Fagopyrin fördert zusammen mit der in Buchweizen enthaltenen Chlorogensäure den Blutfluss und den Stoffwechsel der Kapillaren, den feinst verzweigten Gefäßen in unserem Körper.

Vielversprechend sind auch die Forschungsergebnisse zu Lein, sie zeigen für die Pflanze blutdrucksenkende Effekte, ihr Verzehr wirkt sich demnach günstig bei Menschen mit Atherosklerose und koronarer Herzkrankheit aus. (44)

Microgreens für gesunde Gefäße

Brokkoli, Buchweizen, Erbsen, Grünkohl, Kichererbsen, Koriander, Lein, Linsen, Rote Bete, Rotklee, Rotkohl, Rucola, Spinat

Hormone und Sexualität natürlich regulieren

Für Frauen in den Wechseljahren sind die Microgreens der Heilpflanze Fenchel mitunter eine interessante Option. Zwei neuere iranische Studien legen nahe, dass Fenchel eine psychische Stütze sein kann, wenn es gilt, Ängste und Depressionen zu lindern. (45) (46) Wahrscheinlich wirken seine Inhaltsstoffe auf den Östrogenhaushalt. Dies kann sich – zusammen mit seinen krampflösenden Eigenschaften – auch bei Menstruationsbeschwerden positiv auswirken: 80 Studentinnen nahmen für eine Studie drei Monate lang Fenchelsamen ein und berichteten, weniger unter Schmerzen, Übelkeit und Unwohlsein während der Periode zu leiden. (47)

Isoflavone aus dem Rotklee interagieren mit Rezeptoren für die weiblichen Geschlechtshormone.

Die wohl bekannteste einheimische Arzneipflanze, die bei weiblichen Wechseljahresbeschwerden eingesetzt wird, ist der Rotklee. Er ist reich an sogenannten Isoflavonen, die eine östrogenartige Wirkung entfalten und zudem den Abbau der körpereigenen weiblichen Geschlechtshormone, dem Östrogen, verlangsamen können. In Studien konnte der Rotklee wie der Fenchel Depressionen, Ängste, aber auch erhöhte Blutfettwerte, Hitzewallungen, Stimmungsschwankungen und das Risiko einer Osteopo-

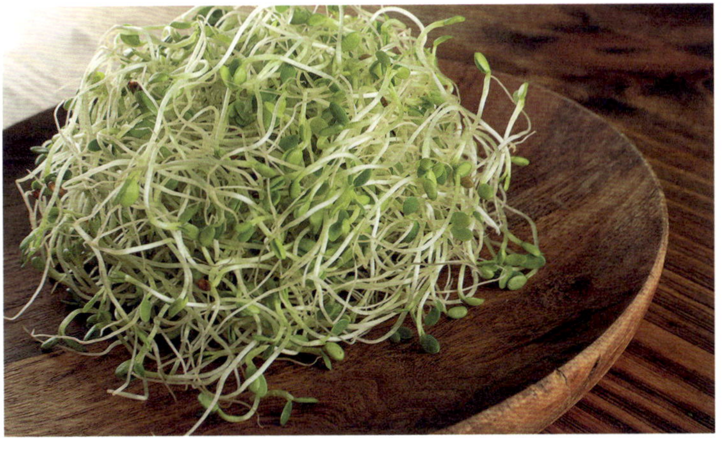

Rotklee: Die bekannteste einheimische Arzneipflanze, die bei weiblichen Wechseljahresbeschwerden eingesetzt wird.

Nicht nur die Blüten, auch die Microgreens des Rotklees sind eine gute Option.

rose reduzieren. (48) (49) Die Pflanzenheilkunde verwendet die Blüten des Rotklees, aber auch seine Microgreens sind reich an den wertvollen sekundären Pflanzenstoffen. (50)

Die nahe verwandten Linsen und Kichererbsen sind auch eine gute Wahl: Sie sind ebenfalls reich an Isoflavonen, ihr Vitamin B_6 trägt zur Regulierung der Hormontätigkeit bei.

Weitere Hülsenfrüchte können empfohlen werden, so auch die Alfalfa: ihr Stoff Coumestrol zeigt in einer italienischen Studie ebenfalls östrogenartige Wirkung. (51) Auch die Microgreens des Bockshornklees sind eine gute Wahl: Eine indische Universität prüfte dessen Wirkung bei Frauen mit Wechseljahresbeschwerden und konnte positive Effekte nachweisen. Die Einnahme eines Extraktes steigerte den Östrogenspiegel und die Lebensqualität der Teilnehmerinnen, die zudem weniger unter Hitzewallungen litten. (52)

Auch während der Stillzeit kann Bockshornklee hilfreich sein, da er mit seiner hormonellen Wirkung die Milchbildung der Frau fördert. Östrogenartige Wirkungen haben auch verschiedene Wirkstoffe des Leins, die wir in Samen und Microgreens der Pflanze finden. Bisher untersucht wurden die Samen, die in verschiedenen Studien Wechseljahresbeschwerden lindern konnten. (53)

Bockshornklee fördert den Testosteronstoffwechsel und damit auch die Libido – bei Männern und Frauen.

Bockshornklee auch in den männlichen Wechseljahren: Bockshornklee wirkt sich positiv auch auf den Testosteronhaushalt aus. Das zeigte sich unter anderem bei einer indischen Studie, die teilnehmenden Männer waren nach zwölf Wochen leistungsfähiger und fruchtbarer – ihre Spermienqualität hatte sich durch den Bockshornklee gebessert. (54) Wird der Testosteronstoffwechsel in den Wechseljahren des Mannes durch Bockhornklee angeregt, steigert sich auch die Libido. Letzteres gilt nicht nur bei Männern, sondern auch bei Frauen, wie zwei australische Studien zeigen. (55) (56) Dabei dürfte auch der Selengehalt von Bockshornkleegrün eine Rolle spielen.

Die sexuelle Energie des Mannes befeuern zudem argininhaltige Microgreens wie jene von Erbsen, Linsen oder Weizen. Da Arginin die Gefäße weitet und damit mehr Blut in den Schwellkörper fließen lässt, wird es mittlerweile bei erektiler Dysfunktion – der Erektionsstörung – empfohlen. Ähnliche Effekte dürften auch nitratreiche Microgreens von Roter Bete, Spinat, Sellerie oder Rucola haben. Bei einer positiven Studie hinsichtlich erektiler Dysfunktion kam außerdem der ebenfalls nitrathaltige Knoblauch-Schnittlauch zum Einsatz, der den Testosteronspiegel steigern kann. (57)

Prostatavergrößerung und sexuelle Lust: Ebenfalls günstig für die Männergesundheit sind Microgreens wie Basilikum, Alfalfa und Buchweizen, die Betasitosterin enthalten. Der Stoff kommt der Prostata zugute und kann die Symptome der gutartigen Prostatavergrößerung lindern.

Eine alte Heilpflanze bei Erschöpfung und sexueller Unlust ist zudem der aromatische Sellerie, den wir auch als Microgreen konsumieren können. Er gilt als die „Ginsengwurzel des Westens" und soll unter anderem die Durchblutung des Beckens fördern und dadurch aphrodisierend wirken. Ein altes Sprichwort empfahl ihn deshalb als Kräftigungsmittel für junge Ehemänner: „Sellerie für den Bräutigam, Spargel für die Braut."

Aus Alfalfasamen gezogene Microgreens könnten sich darüber hinaus positiv aus den Stoffwechsel der Schilddrüse auswirken, insbesondere bei einer Unterfunktion des Organs. Alfalfa enthält Eiweiße, die unseren Schilddrüsenhormonen ähneln. Die Volksheilkunde kennt ihre Anwendung bei Beschwerden, die mit einem Mangel an Schilddrüsenhormonen einhergehen.

Microgreens für unser Hormonsystem

Alfalfa, Basilikum, Bockshornklee, Fenchel, Knolau, Lein, Rote Bete, Rotklee, Rucola, Sellerie, Spinat

Starke Knochen: Schutz vor Osteoporose

Viele Hülsenfrüchte stärken die Knochen, vor allem wegen ihrer Phytoöstrogene.

Fast neun von zehn Osteoporose-Erkrankungen sind bei Frauen hormonell bedingt. Werden die Östrogene in den Wechseljahren weniger gebildet, kann die Knochendichte abnehmen. Bei Frauen in jüngeren Jahren hat das Auftreten einer Osteoporose damit zu tun, dass der weibliche Knochenbau insgesamt wesentlich leichter und feiner ist als der männliche. Auch Männer in den Wechseljahren, der Andropause, entwickeln aufgrund des zunehmenden Testosteronmangels eine Osteoporose – vor allem in Kombination mit einem ungesunden Lebensstil oder sehr hohem regelmäßigem Alkoholkonsum. Von einer sekundären Osteoporose, die als Folge oder in Kombination mit anderen Erkrankungen (z. B. chronisches Magen-Darm-Leiden) auftritt, sind sogar deutlich mehr Männer als Frauen betroffen.

Bei Frauen können sogenannte Phytoöstrogene hilfreich sein, das sind pflanzliche Stoffe, die den körpereigenen Östrogenen hinsichtlich Struktur und Wirkung ähnlich sind. In unseren Microgreens finden wir sie in Form der bereits beschriebenen Isoflavone aus Kichererbsen, Linsen, Alfalfa und Rotklee. Auch alle anderen Hülsenfrüchte, insbesondere die Adzukibohne, stärken das Knochenwachstum. Eine amerikanische Studie konnte zeigen, dass Menschen mit Osteoporose, die viele Hülsenfrüchte essen, weniger Knochenbrüche haben. (58) Generell kann sich eine microgreenreiche Ernährung positiv auf den Knochenstoffwechsel auswirken, egal welche Sorten verzehrt werden, denn Microgreens liefern wertvolle Vitalstoffe für den Knochenaufbau.

Eine amerikanische Studie verglich den Kalziumgehalt von verschiedenen Microgreens aus der botanischen Familie der Kreuzblütler, besonders viel fanden sie in Grünkohl, Brokkoli, Rotkohl und Kohlrabi. Diese versorgen den Knochenstoffwechsel auch mit hohen Phosphor- und Magnesiumwerten. (59) Einer brasilianischen Studie zufolge kann die regelmäßige Einnahme von Grünkohl die Knochendichte bei Osteoporose nach der Menopause bessern. (60) Grünkohl, Brokkoli und Spinat liefern neben Kalzium auch das Flavonoid Kämpferol, das aufgrund seiner östrogenartigen Wirkung ebenfalls hilfreich sein könnte. (61)

Gewebestrukturen mit Kieselsäure erhalten: Wer an Osteoporose leidet, hat auch ein höheres Risiko für einen Schwund des Zahnhalteapparates (Parodontose). Eine ägyptische Studie konnte zeigen, dass dann der Konsum von Gartenkresse ratsam ist. (62) Aus Tierversuchen war bereits bekannt, dass Kresse die Heilung von Knochenbrüchen beschleunigen kann. Ein anderes wichtiges Element für den Knochenaufbau ist die Kieselsäure. Sie fördert den Aufbau von bindegewebigen Strukturen, zu denen auch die Knochen zählen. Viel organische Kieselsäure finden wir z. B. in Buchweizen.

Kieselsäure aus dem Buchweizen pflegt das Bindegewebe und damit auch die Knochen.

Auf der anderen Seite hemmt das Vitamin K übermäßigen Knochenabbau, indem es ein Enzym im Knochenstoffwechsel reguliert, von dieser Wirkung können vor allem Frauen in den Wechseljahren profitieren. Intensiv grüne Microgreens sind wie schon berichtet reich an Vitamin K, insbesondere jene von Spinat, Grünkohl und Brokkoli. Auch das sehr grüne Weizengras scheint bei Osteoporose hilfreich zu sein, wie eine Tierstudie vermuten lässt.

Microgreens für starke Knochen

Alfalfa, Brokkoli, Buchweizen, Grünkohl, Kichererbsen, Kresse, Kohlrabi, Linsen, Rotkohl, Rotklee, Spinat, Weizen

Fettstoffwechsel verbessern und Übergewicht reduzieren

Entzündungen im Fettgewebe belasten den gesamten Organismus.

Immer mehr Forschungsergebnisse zeigen, dass bei starkem Übergewicht, der Fettleibigkeit (Adipositas), Entzündungsvorgänge eine wichtige Rolle spielen. Diese Entzündungen spielen sich zwar im Fettgewebe ab, können aber negative Auswirkungen auf den gesamten Körper haben und Folgekrankheiten wie Diabetes Typ 2 oder Herz-Kreislauf-Erkrankungen begünstigen. Neue Therapiestrategien versuchen deswegen, die Entzündlichkeit im Fettgewebe zu senken.

Dafür können auch die entzündungshemmenden Microgreens hilfreich sein, wie sich aus einer 2018 veröffentlichte spanische Studie schließen lässt. Bei dieser nahmen 40 übergewichtige Personen zehn Wochen lang täglich 30 Gramm Brokkolisprossen zu sich. Ihre Entzündungswerte besserten sich sichtlich, was mit den schwefelhaltigen Senfölen in Verbindung gebracht wird. (63) Diese hemmen zudem den Aufbau von Depotfetten aus überschüssiger Nahrungsenergie. (64)

Eine andere Pflanze, die wir als Microgreen nutzen können und die hilfreiche Senföle liefert, ist der schon mehrfach angeführte Knoblauch-Schnittlauch. Seine Senföle finden wir auch im Knoblauch, mit dem verschiedene Studien durchgeführt wurden, die seine positiven Wirkungen auf den Fettstoffwechsel zeigen: Schon der tägliche Konsum von 200 Milligramm frischem Knoblauch kann sich bereits deutlich nicht nur auf die Blutfettwerte, sondern auch den Blutzuckerspiegel und den Blutdruck auswirken. (65) Eine andere Studie belegt, dass bereits 100 Milligramm täglich reichen könnten, entscheidend sei dabei weniger die tägliche Einnahmemenge, sondern die Dauer – bei der Studie handelte es sich um fünf Monate. (66) Getrockneter Knoblauch liefert vergleichbare Ergebnisse, beispielsweise in einer Studie mit von Diabetes Typ 2 betroffenen Menschen. (67)

Angesichts dieser Ergebnisse ist Knoblauch-Schnittlauch aus unserer Sicht eine interessante Option auch für das sogenannte metabolische Syndrom, bei dem ein gestörter Fettstoffwechsel zusammen mit Übergewicht, Bluthochdruck und Insulinresistenz beziehungsweise Diabetes Typ 2 auftritt. Es ist eine gute Idee, Knoblauch-Schnittlauch mit den Microgreens von Koriander zu kombinieren, wie eine pakistanische Studie nahelegt, in der diese Kombination der Wirkstoffe die Blutfette verbesserte. (68)

Bei erhöhtem Cholesterinspiegel kommen auch die Microgreens der Adzukibohne in Betracht, wie eine japanische Studie ergab. (69) Ähnliche cholesterinsenkende Effekte bieten laut australischen Untersuchungen die mit der Adzukibohne verwandten Kichererbsen, bei denen der hohe Gehalt an Saponinen dafür mitverantwortlich sein soll. (70) Auch die süßen Microgreens der Erbse, deren hoher Ballaststoffgehalt der Darmflora zugutekommt, können den Fettstoffwechsel von übergewichtigen Personen günstig beeinflussen. (71)

Microgreens von Hülsenfrüchten wie Adzukibohne, Erbse oder Kichererbse sind eine gute Wahl für den Stoffwechsel.

Flavonoide aus Rotkohl-Microgreens: Rotkohl wird im deutschsprachigen Raum traditionell gerne zu fetten Gerichten serviert. Dabei ist er mehr als eine schmackhafte Beilage, denn seine Inhaltsstoffe beeinflussen, ob wir Fettes gut verdauen oder an Gewicht

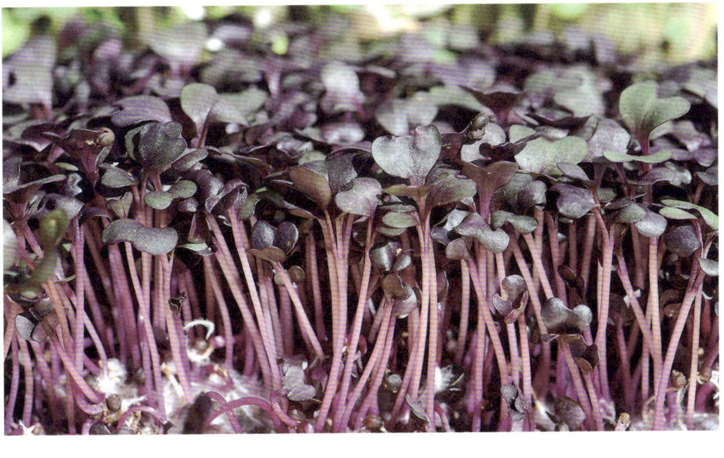

Rotkohl-Microgreens zu fettem Essen? Definitiv eine gute Idee.

zunehmen. Erste Experimente weisen diese Effekte auch für die Microgreens von Rotkohl nach, sie verhinderten im Tierversuch die Gewichtszunahme während einer fettreichen Diät. (72) Für dieses Phänomen könnten verschiedene Flavonoide verantwortlich sein, die Ausbildung und Reifung von Fettzellen hemmen können. Auch Grünkohl, Brokkoli und Zwiebel bilden flavonoidreiche Microgreens, die vermutlich ebenfalls unser Gewicht regulieren können.

Weizengras, Lein und Sonnenblume: Auch Weizengras kann einen erhöhten Cholesterinspiegel senken, zeigte eine Studie mit Frauen in den Wechseljahren. (73) Dabei dürfte der Gehalt an Vitamin E (Alpha-Tocopherol) eine Rolle spielen, der in geringen Mengen cholesterinsenkend wirkt. Dieser Effekt lässt sich auch bei Spinat beobachten, der ebenfalls Vitamin E enthält. (74) Daneben ist das Gemüse auch reich an Thylakoiden, die in Pflanzenmembranen vorkommen, Heißhunger unterdrücken und die Sättigung fördern können. (75)

Lein wirkt über seine vielen ungesättigten Fettsäuren cholesterinsenkend, diese finden wir nicht nur in Leinsamen, sondern auch in den daraus gezogenen Microgreens. (76) Wahrscheinlich verstärkt die Chlorogensäure des Leins die Wirkung, die als mögliches Heilmittel bei Adipositas und erhöhten Blutfettwerten diskutiert wird.

Microgreens mit Vitamin E – wie Spinat und Weizengras – fördern den Fettstoffwechsel.

Auch die schmackhaften Microgreens der Sonnenblume enthalten einen interessanten Mix aus Chlorogensäure und wertvollen Fettsäuren, das legt eine 2019 publizierte norwegische Studie nahe, bei der sich ein Sonnenblumenextrakt positiv auf das Körpergewicht, den Cholesterinspiegel und die Körperfettverteilung auswirkte. (77)

Microgreens für den Fettstoffwechsel
Adzukibohne, Brokkoli, Grünkohl, Erbse, Kichererbsen, Knoblauch-Schnittlauch, Lein, Rotkohl, Sonnenblume, Spinat, Weizen, Zwiebel

Gut geschützt vor Insulinresistenz und Diabetes

Zucker ist der wichtigste Treibstoff für die Energiegewinnung in unseren Mitochondrien, es ist aber keine gute Idee, ihn deshalb in großen Mengen mit unserer Nahrung zu uns zu nehmen. Wir können uns sogar zuckerfrei ernähren, und dennoch geht unseren Mitochondrien nicht der Treibstoff aus. Denn Zucker stellen wir selbst aus den Kohlenhydraten her, die wir über unsere Nahrung aufnehmen, z. B. in unserer Leber. Zudem weiß das Organ im rechten Oberbauch viel besser als wir, wie viel Zucker wir wann brauchen. Bei Belastung stellt die Leber mehr her, in Ruhe lässt sie es langsam angehen.

Auch andere Organsysteme regulieren den Zuckerhaushalt, z. B. die Bauchspeicheldrüse mit dem Hormon Insulin. Dass der Blutzuckerspiegel genau überwacht wird, macht nicht nur Sinn, damit unsere Zellen nicht hungern, sondern auch weil zu viel Zucker schädlich für sie ist.

Bei der sogenannten Insulinresistenz ist die Regulation des Blutzuckerspiegels vermindert. Ein neuer therapeutischer Ansatz sieht den Einsatz von Radikalenfängern vor, hier könnten auch unsere antioxidativen Microgreens von Bedeutung sein. Eine 2012 veröffentlichte iranische Studie untersuchte den Effekt von Brokkolisprossen auf 81 Menschen mit Insulinresistenz: Der tägliche Verzehr von zehn Gramm über vier Wochen führte zu einer deutlichen Verbesserung des Zuckerstoffwechsels. Dies führte die Forschungsgruppe auf die antioxidativen Effekte des Wirkstoffs Sulphoraphan zurück. (78) Ähnlich scheinen auch die Senföle des Rettichs zu wirken, auch ihnen wird eine antidiabetische Wirkung zugeschrieben. (79)

> Pflanzliche Antioxidantien könnten bei Insulinresistenz hilfreich sein.

Auch die schmackhaften Microgreens des Knoblauch-Schnittlauchs wirken sich vermutlich positiv auf den Zuckerstoffwechsel aus. Das lässt eine Untersuchung mit dem Knoblauch vermuten, der ein sehr ähnliches Wirkstoffspektrum besitzt: Menschen mit Diabetes Typ 2 erhielten zusätzlich zu ihrem Medikament (Metformin) ein Knoblauchextrakt. Diese Kombination hatte positive Auswirkungen auf den Zuckerstoffwechsel und die Blutfettwerte. (80) Ähnliche Studien kamen zu vergleichbaren Ergebnissen.

Für den Einsatz von Bockshornklee bei Diabetes sprechen die Erfahrungsheilkunde und einzelne Studien.

In Afrika und im südlichen Asien wird der Bockshornklee traditionell bei Diabetes empfohlen – einzelne Studien zeigen, dass sich sein Verzehr positiv auf den Spiegel des Blutzuckers und der Blutfette auswirkt. Auch einem äthiopischen Forschungsteam gelang der Nachweis, dass bei Menschen mit Diabetes Typ 2 der regelmäßige Konsum erhöhte Blutfettwerte senkte. (81) Nicht nur Bockshornklee unterstützt den Insulinhaushalt, wie eine weitere Studie zeigt. (82) Ähnliche Ergebnisse lassen sich auch mit Lein erzielen, sein Verzehr verbesserte in Untersuchungen erhöhte Blutzucker- und Blutfettwerte sowie Übergewicht. (83) Und auch Sellerie-Microgreens könnten hilfreich sein, wie eine indonesische Studie zeigt, bei der ein Sellerieextrakt die Blutzuckerwerte von 16 älteren Menschen verbesserte. (84)

Microgreens aus Hülsenfrüchten können die Wirkung kohlenhydratreicher Gerichte auf den Blutzucker verbessern.

Glykämischer Index und der Blutzucker: In der Ernährungswissenschaft kontrovers diskutiert ist das Konzept des glykämischen Index, der darüber Auskunft gibt, wie sehr ein Lebensmittel den Blutzuckerspiegel ansteigen lässt. Die europäische Studiengruppe für Diabetes und Ernährung rät, Lebensmittel mit einem niedrigen glykämischen Index zu bevorzugen, dadurch ließen sich Blutzucker- und Blutfettwerte verbessern. Wer Lebensmittel mit einem niedrigen glykämischen Index zu seinen Gerichten gibt, verbessert insgesamt deren Verträglichkeit. Hülsenfrüchte als Beilage zu Reis schmälern beispielsweise den Effekt des Reises auf den Blutzucker, wie ein amerikanisches Forschungsteam feststellte. (85) Zu den

Hülsenfrüchten zählt unter anderem die Mungbohne: Wer diese regelmäßig konsumiert, kann damit erhöhte Blutzucker- und Blutfettwerte senken. (86) Zudem verbessern Mungbohnen die Insulinsensitivität, Gewebe und Organe reagieren dadurch besser auf Insulin. (87)

Microgreens für den Zuckerstoffwechsel
Bockshornklee, Brokkoli, Erbsen, Kichererbsen, Knoblauch-Schnittlauch, Lein, Linse, Mungbohne, Rettich, Sellerie

Demenz und neurodegenerativen Erkrankungen vorsorgen

Antioxidative Wirkstoffe aus Microgreens können auch unser Gehirn jung halten. Darunter jene des Bockshornklees, denn er wirkt antioxidativ, reguliert Blutzucker und Blutfette und hemmt das Enzym Cholinesterase. Von der medikamentösen Hemmung dieses Enzyms profitieren z. B. Menschen mit verschiedenen Demenzformen und Morbus Parkinson. Eine indische Untersuchung zeigte positive Effekte bei Morbus Parkinson durch einen Bockshornkleeextrakt. (88)

Die Denkkraft verbessern sollen auch die Heilpflanzen Buchweizen und Lein, weshalb wir ihre Microgreens bei Demenz und Konzentrationsstörungen empfehlen. Der Verzehr von Lein und seinen Microgreens kommt aufgrund der ungesättigten Fettsäuren auch unserer Haut zugute. Sie bleibt feucht und geschmeidig, wie eine Studie der Universität Düsseldorf ergab. (89)

Auch andere Naturstoffe nutzen unseren grauen Zellen. Ergebnisse aus der Grundlagenforschung lassen vermuten, dass etwa der Pflanzenstoff Cholin die Merkfähigkeit fördert, momentan wird sein therapeutischer Nutzen bei Demenz und speziell der Alzheimerkrankheit diskutiert. Bei dieser kommt es zu einem Mangel des

Botenstoffs Acetylcholin, den unser Körper aus Cholin herstellt. In Pflanzen kommt dieser Stoff meist gebunden in Form von Lecithin vor, von unseren Microgreens liefern besonders Weizen, Erbse, Linsen, Spinat und Brokkoli nennenswerte Mengen.

Verschiedene Microgreens fördern die Bildung von Acetylcholin, an dem es bei Alzheimer mangelt.

Auch der Knoblauch-Schnittlauch enthält Cholin, er wird schon länger bei nachlassender Merkfähigkeit empfohlen. Er kann über eine Interaktion mit dem Enzym Cholinacetyltransferase die Produktion von Acetylcholin steigern und zudem über seine durchblutungsfördernden Wirkungen die Gedächtnisleistung verbessern. (90) Die Wirkstoffe erweitern die Gefäße und regulieren die Fließeigenschaften des Blutes, daher wird Cholin auch bei Atherosklerose empfohlen.

Die Menge an Acetylcholin im zentralen Nervensystem kann anders herum auch durch eine Hemmung des Enzyms Acetylcholinesterase erreicht werden, dies sollen z. B. Wirkstoffe aus dem Grünkohl können. (91)

Studien zeigen: Mit Weizenkeimen besserte sich die Gedächtnisleistung von älteren Menschen.

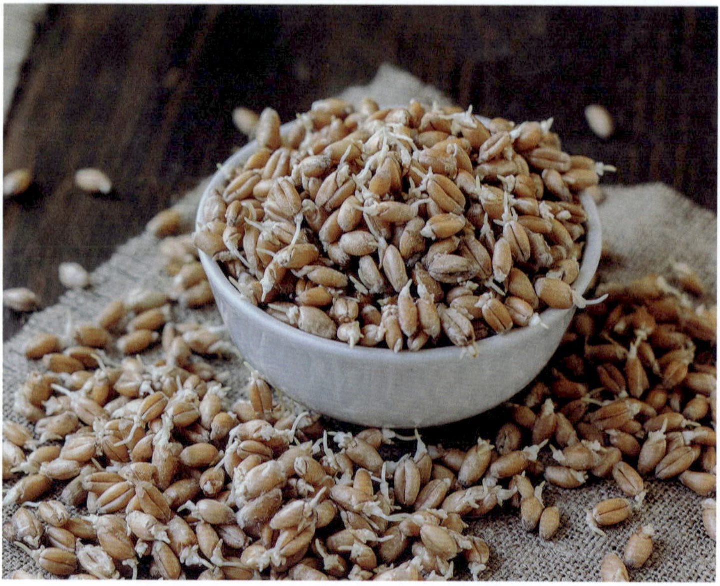

Weizengras ist aufgrund seines natürlichen Spermidins eine interessante Option, Spermidin soll vor Demenz schützen. Bei einer an der Charité Berlin durchgeführten Studie mit Weizenkeimen besserte sich die Gedächtnisleistung von älteren Menschen. (92)

Weizengras wird bei nachlassenden kognitiven Fähigkeiten empfohlen.

Aus Leinsamen gezogene Microgreens sind auch eine gute Wahl, um die Leistungsfähigkeit des Gehirns aufrechtzuerhalten. Ihre ungesättigten Fettsäuren und Lignane schützen die Hirnzellen und werden mittlerweile bei einer Reihe von neurodegenerativen Erkrankungen untersucht.

Regelmäßiger Konsum von Rotklee scheint vor Ablagerungen im Gehirn zu schützen.

Vor Demenz schützen können auch Isoflavone wie Daidzein, die wir in Soja, aber auch im Rotklee finden. Unsere Darmflora bildet aus Daidzein den Stoff Equol, der die für die Alzheimererkrankung typischen Amyloidablagerungen hemmen kann. Und je gesünder die Darmflora, desto mehr Equol kann sie bilden.

Microgreens für ein starkes Gedächtnis

Brokkoli, Erbse, Grünkohl, Knoblauch-Schnittlauch, Lein, Linse, Rotklee, Spinat, Weizen

Microgreens bei häufigen Krebsarten

Die Medizin hat mittlerweile einige schlagkräftige Antworten gegen häufige Krebsarten, bei manchen fehlen noch aussichtsreiche Therapieformen. Auf der Suche nach neuen Wirkstoffen widmet sich die Forschung auch der Pflanzenwelt. Immer mehr Pflanzeninhaltsstoffe werden entdeckt, die Krebszellen am Entstehen, Wachsen oder Streuen hindern. Jene, die verhindern können, dass eine gesunde Zelle entartet, wirken meist antioxidativ. Freie Radikale können das Innenleben und die DNA unserer Zellen schädigen und so das Entstehen von Krebs begünstigen.

Pflanzliche Antioxidantien können krebsfördernde Substanzen „entschärfen“.

Im Abschnitt „Entgiften und verjüngen“ haben wir bereits gesehen, dass antioxidative Stoffe aus den Microgreens, wie z. B. das

Chlorophyll, diesem Prozess entgegenwirken können. Beobachtungsstudien zeigen einen Zusammenhang zwischen der Entstehung gewisser Krebsarten und der Zufuhr antioxidativer pflanzlicher Nahrung. Forschungen an chinesischen Universitäten zufolge kann beispielsweise eine chlorophyllreiche Ernährung vor Lebertumoren schützen. Chlorophyll finden wir in allen Microgreens, besonders hohe Mengen bieten Grünkohl, Spinat und Kresse.

Kresse liefert auch antioxidative Senföle, die ebenfalls vorbeugend wirken können. Eine hohe Zufuhr von Senfölen über die

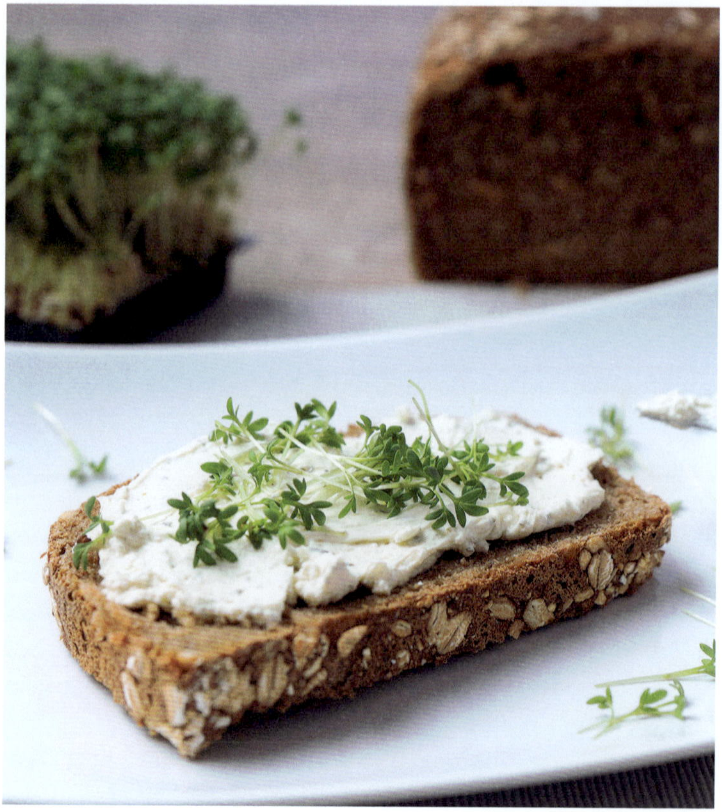

Nicht nur lecker auf dem Butterbrot: Kresse liefert reichlich antioxidative Stoffe. Microgreens von Kresse liefern krebswidrige Senföle.

Nahrung wird mit einem niedrigen Risiko für Darm-, Brust- und Prostatakrebs in Verbindung gebracht.

Eine besondere Gruppe von Senfölen bieten die schmackhaften Microgreens vom Knoblauch-Schnittlauch, deren Zusammensetzung mit jenen des Knoblauchs vergleichbar ist. Die krebswidrigen Eigenschaften der scharfen Würzknolle werden seit Jahren diskutiert, bisher mit keinem eindeutigen Ergebnis. Einzelne Untersuchungen lassen vermuten, dass Knoblauchverzehr bewirkt, seltener an bestimmten Krebsformen zu erkranken. Dies betrifft vor allem Krebserkrankungen der Speiseröhre, Nieren, Prostata, Eierstöcke, Mundhöhle und des Darms. (93)

Das Allicin des Knolaus ist ein wirksamer antitumoraler Naturstoff.

Schon der einmalige Verzehr von frischem Knoblauch aktiviert Gene, die vor dem Entstehen von Krebs schützen können. (94) Für Krebspatienten könnte demnach eine allicinreiche Ernährung hilfreich sein, da die antioxidativen Eigenschaften der in Knoblauch und Knoblauch-Schnittlauch vorkommenden Aminosäure häufige Beschwerden und Nebenwirkungen bei Krebs und der Therapie lindern könnten. (95) Eine direkte Beeinflussung des Krebswachstums durch Knoblauch konnte bisher nur bei Magenkrebs festgestellt werden, wer regelmäßig Knoblauch isst, scheint seine Überlebenschancen in diesen Fällen steigern zu können. Auch bei anderen Krebsformen könnte dies möglich sein, da Knoblauch und Knolau die Aktivität der körpereigenen Krebsabwehr steigern können. (96)

In Studien der Universität Heidelberg beeinflusste Sulphoraphan aus Brokkoli das Krebswachstum.

Ein anderer schwefelhaltiger, antitumoraler Wirkstoff ist das Sulphoraphan aus Brokkoli-Microgreens, der durch Studien der Universität Heidelberg für Aufsehen sorgte. 29 Menschen mit einem Karzinom der Bauchspeicheldrüse nahmen täglich mehrere Kapseln mit Brokkolisprossen begleitend zur Chemotherapie ein. Ihre Überlebenszeit verlängerte sich, aufgrund der geringen Teilnehmerzahl sind diese Erkenntnisse in ihrer Aussagekraft aber leider eingeschränkt. (97) Auch bei anderen Krebsformen scheint Sulphoraphan das Wachstum zu beeinflussen, so auch bei Prostatakrebs. (98) Der Brokkoli ist auch aufgrund seiner antioxidativen Karotinoide interessant, die das Krebswachstum ebenfalls hemmen können.

Der Verzehr karotinoidreicher Lebensmittel wird mit einem insgesamt niedrigeren Risiko für Krebserkrankungen der Lunge, der Prostata oder der Brust in Verbindung gebracht. Viele Karotinoide finden wir auch in den Microgreens von Grünkohl, Spinat, Koriander, Rotkohl und Erbsen.

Wer viele Isoflavone isst, reduziert sein Risiko für hormonabhängige Krebserkrankungen wie Brust- und Prostatakrebs, das legen verschiedene Langzeitstudien nahe. Von unseren Microgreens liefern hier vor allem drei Sorten nennenswerte Mengen: Linsen, Rotklee und Kichererbsen. Eng verwandt mit diesen sind Mung- und Adzukibohnen, deren Wirkstoffe unser Immunsystem aktivieren und Krebszellen zum Absterben bringen können.

Hülsenfrüchte liefern wertvolle Farbstoffe und Eiweiße für die körpereigene Krebsabwehr.

Bei Männern geht der regelmäßige Konsum dieser Hülsenfrüchte wie auch von Brokkoli Studien zufolge mit einem niedrigeren Risiko für Prostatakrebs bzw. dem Fortschreiten einer bestehenden Tumorerkrankung der Prostata einher. (99) Bei den Adzukibohnen ist in diesem Zusammenhang vor allem die sogenannte Sinapinsäure wesentlich. Auch der hohe Ballaststoffgehalt von Hülsenfrüchten hemmt vermutlich das Entstehen und den Wachstum von Krebszellen.

Erschöpfung in der Krebstherapie: Viele Menschen erleben während ihrer Krebserkrankung schwere Erschöpfungszustände. Bei diesen könnten sich eiweißreiche Microgreens als nützlich erweisen. Darauf lässt eine iranische Studie schließen, bei der 40 Brustkrebspatientinnen mit Erschöpfung von einer kichererbsenreichen Diät profitieren konnten. (100)

Während einer Krebstherapie greifen immer mehr Betroffene zudem zu Weizengrassaft, der Studien zufolge vor den schädigenden Einflüssen der Strahlen- oder Chemotherapie schützen soll.

Dieser Effekt zeigte sich z. B. bei Brustkrebspatientinnen, bei denen die Einnahme von Weizengras die schädigenden Effekte der Chemotherapie auf die Blutbildung und damit die Abwehrleistung mildern konnte. (101) Experimente aus der Grundlagenforschung zeigen zudem, dass die Inhaltsstoffe von Weizengras das Wachstum von verschiedenen Krebsarten hemmen.

Eine interessante krebswidrige Heilpflanze ist der Lein, die enthaltenen östrogenähnlichen Lignane könnten vor allem bei Brust- und Prostatakrebs hilfreich sein, wie Studien vermuten lassen. So wiesen Wissenschaftler im Deutschen Krebsforschungszentrum nach, dass Lignane bei Brustkrebs nach den Wechseljahren der Frau das Sterblichkeitsrisiko sowie das Risiko, Metastasen oder Zweittumoren zu entwickeln, um bis zu 40 Prozent verringern konnten. Meist werden als Lignanquelle die Samen des Leins verwendet, aber auch Sprossen und Microgreens scheinen krebswidrig zu sein. (102) Während der Keimphase scheint sich der Lignangehalt und damit auch die krebswidrige Wirkung sogar zu erhöhen. (103)

Der Naturstoff Lignan gilt als aussichtsreich im Kampf gegen Krebs.

Microgreens und Krebs

Adzukibohnen, Brokkoli, Erbsen, Grünkohl, Kichererbsen, Knoblauch-Schnittlauch, Kresse, Lein, Linsen, Mungbohnen, Rotkohl, Rucola, Spinat, Weizen

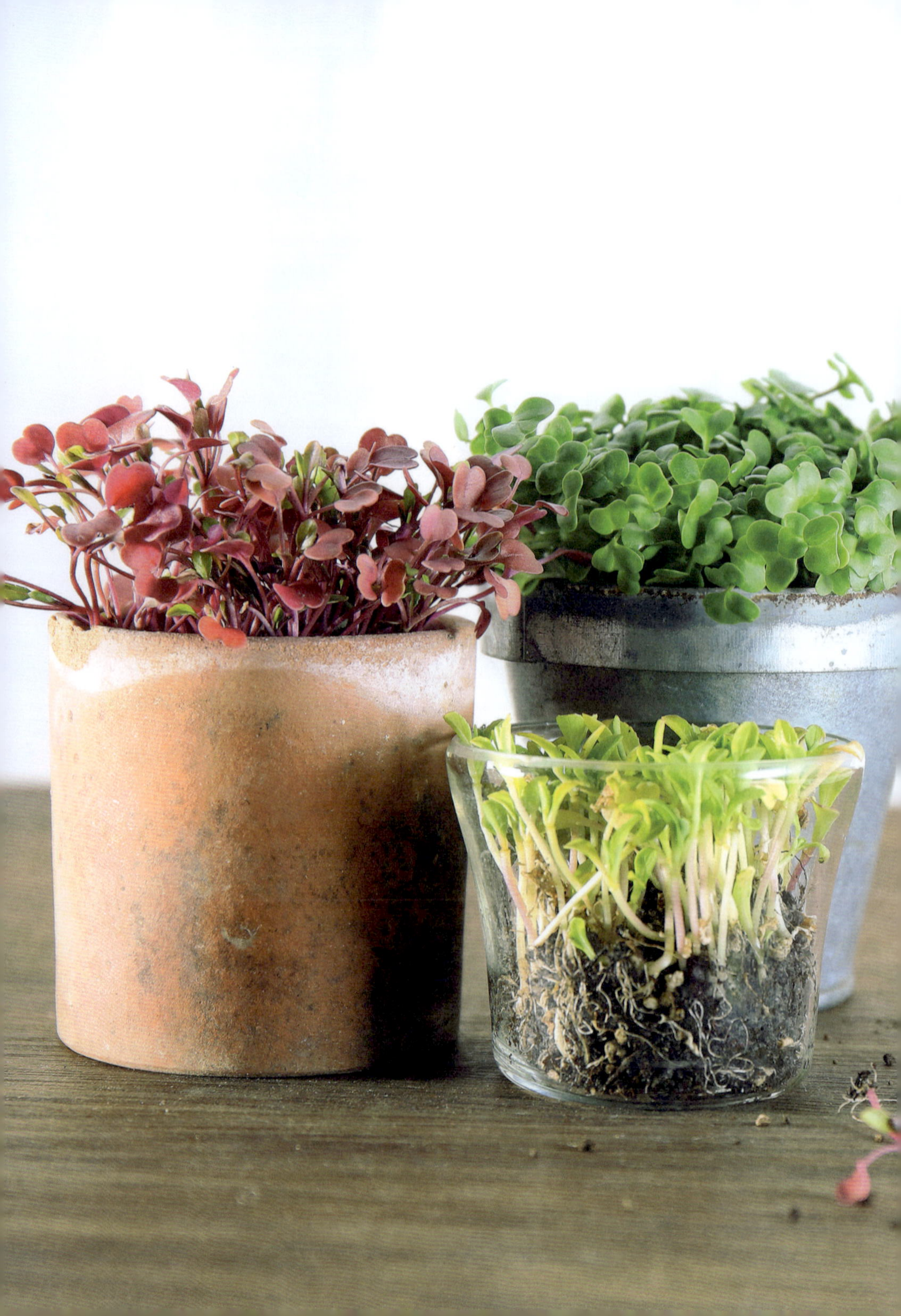

MICROGREENS UND SPROSSEN RICHTIG ANBAUEN UND GENIESSEN

Für den Anbau der kleinen Gemüse und Kräuter brauchen Sie keinen grünen Daumen. Auch wer keine Erfahrung mit dem Gärtnern hat, bekommt mit unserer Fünf-Schritte-Methode gute Ergebnisse. Viel Zubehör brauchen Sie auch nicht, das Wichtigste ist qualitativ hochwertiges Saatgut mit einer hohen Keimfähigkeit – am besten schadstofffrei in Bioqualität. Nach ein bis zwei Wochen darf geerntet werden – wie wäre es mit einem Salat aus frischen Microgreens? Lassen Sie sich inspirieren und zu heilsamem Genuss verführen.

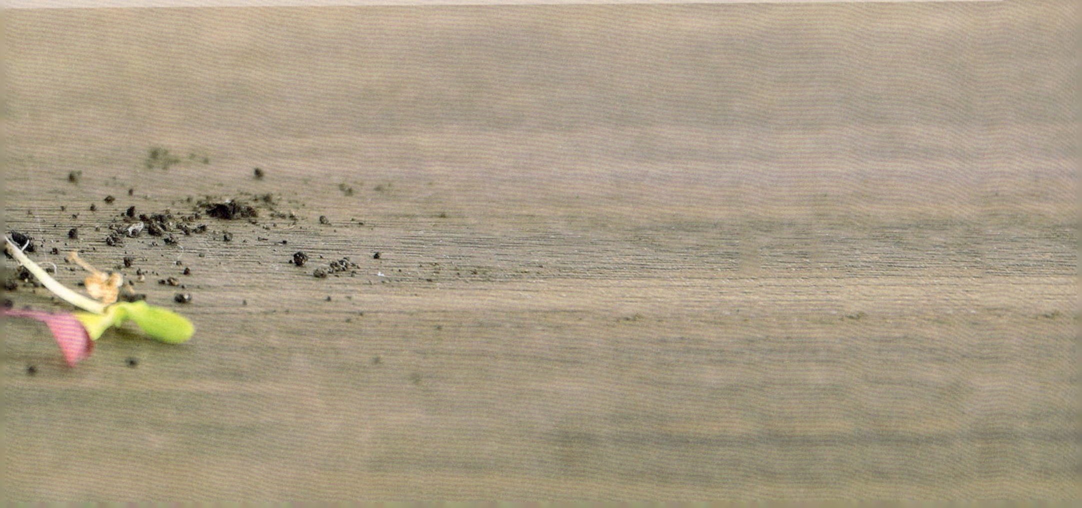

Die Fünf-Schritte-Methode für Microgreens

Hochwertiges, unbelastetes Saatgut garantiert gute und heilsame Erträge, eine Bezugsempfehlung finden Sie im Anhang. Grundsätzlich gilt: Je mehr Sonnenlicht unsere Microgreens bekommen, desto besser. Studien zeigen, dass sie unter direkter Sonneneinstrahlung mehr heilkräftige Stoffe wie Senföle, Vitamin E oder Karotinoide bilden. Doch auch indirektes Sonnenlicht lässt die kleinen Gemüse und Kräuter wirksam werden. Wenn Sie Ihre Microgreens nicht ins direkte Sonnenlicht stellen können, dann möglichst auf einen hellen Platz in Ihrer Wohnung, am besten in die Nähe eines Fensters.

1. Behälter wählen

Viele Lebensmittelverpackungen vom letzten Einkauf eignen sich für den Anbau.

Microgreens können in verschiedenen Behältern gezogen werden. Im Handel sind spezielle Wannen erhältlich, wir recyceln auch gerne Pflanztöpfe oder Plastikverpackungen. Gut eignen sich z. B. durchsichtige Plastikbehälter für Obst oder Gemüse, aber auch Joghurt- oder Tofubehälter.

Wenn die Verpackungen unten noch keine Löcher haben, erhitzen Sie einen Nagel über einer Flamme (den Nagel bitte stets mit einer Zange halten!). Mit dem heißen Nagel können Sie dann ungefähr fünf Millimeter große Löcher „bohren".

Größere Plastikpflanztöpfe oder Joghurtbehälter schneiden wir zudem mit einem Cutter ab, höher als fünf Zentimeter muss kein Behälter sein – außer er ist durchsichtig. Ihre Behälter können Sie auch wiederverwenden, sollten Sie aber vorher mit Spülmittel reinigen und dann trocknen lassen.

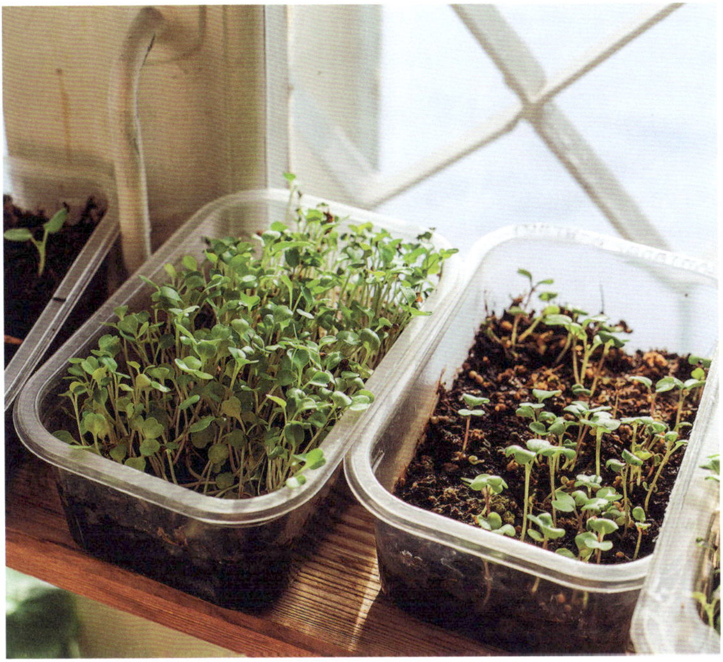

Säen Sie Ihre Microgreens schön dicht nebeneinander aus.

2. Behälter mit Erde füllen

Im Unterschied zu Sprossen benötigen unsere Microgreens etwas Erde. Diese sollten nicht zu nährstoffreich sein – ideal ist Anzuchterde, wir benutzen auch gerne Kokoserde (Bezugsempfehlung im Anhang). Befüllen Sie Ihren Behälter ungefähr drei bis vier Zentimeter hoch damit, gießen Sie die Anzuchterde an und drücken Sie sie mit wenig Kraft gleichmäßig fest.

Microgreens mögen weiches Wasser.

Microgreens stellen keine großen Ansprüche, ihnen reicht ein wenig Erde, Licht und Wasser. Letzteres sollte jedoch am besten kalkarm sein. Wer zu Hause hartes Wasser hat, kann sich überlegen, für sich und seine Microgreens einen Wasserfilter anzuschaffen. Eine Empfehlung finden Sie im Anhang.

3. Saatgut aussäen

Für Anfänger: Wählen Sie zunächst Sorten, deren Anbau einfach ist.

Nun können Sie Ihr Saatgut aussäen. Manche Sorten sollten Sie vor dem Säen einweichen – diese Infos entnehmen Sie den jeweiligen Porträts im dritten Teil des Buches. Verteilen Sie Ihr Saatgut gleichmäßig auf der Erde, es soll richtig nah beieinander, aber nicht aufeinander liegen. Drücken Sie die Samen sanft an, damit alle einen Kontakt zur Erde haben.

Das Saatgut liegt nun schön feucht, die Keimung kann beginnen. Bis auf wenige Ausnahmen keimen Microgreens gerne im Dunkeln. Bedecken Sie daher Ihren Behälter ungefähr zwei Tage lang mit einem Tuch oder einem passenden Stück Pappe. Sobald sich die ersten Keimlinge nach oben schieben, nehmen Sie die Abdeckung weg und stellen den Behälter an einen sonnigen Ort.

Vielleicht ziehen Sie mehrere Microgreens gleichzeitig? Dann schreiben Sie am besten auf ein Etikett am Behälter, welches Saatgut Sie gesät haben.

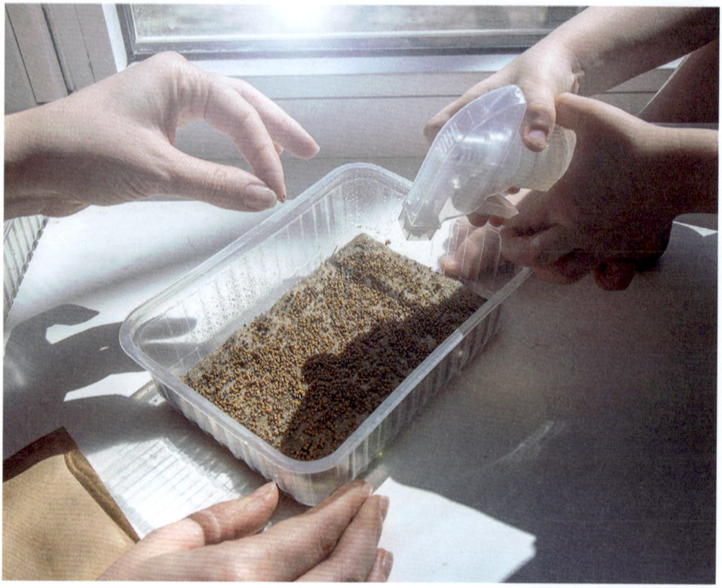

Durchsichtige Behälter aus dem Lebensmittelhandel eignen sich gut als Zuhause für Ihre Microgreens.

4. Richtig bewässern – Schimmel vermeiden

In den ersten drei Tagen ist es ratsam, das keimende Saatgut zweimal täglich mit einer Sprühflasche zu befeuchten. Danach bewässern Sie Ihre Microgreens alle zwei Tage am besten von unten – dafür sollten die Behälter unten Löcher haben: Sie füllen eine geeignete Schüssel oder ein Becken mit Wasser und stellen die Behälter dort kurz hinein. Durch die Löcher dringt Wasser in den Behälter und befeuchtet die Erde. Das ist viel besser als das Gießen von oben, dabei bleibt nämlich Feuchtigkeit zwischen den dicht wachsenden Keimlingen, was Schimmelpilze einlädt.

Im Handel erhältliche Microgreenwannen haben auf der Unterseite keine Löcher, diese gießen Sie von der Seite. Wenn die Anzuchterde schon kräftig mit Wurzeln durchzogen ist, können Sie diese auch wie einen Teppich anheben und die Wanne darunter mit Wasser füllen.

Microgreens mögen es hell, z. B. auf einer Fensterbank.

Unterschied: Schimmel oder Faserwurzeln?

Manche Microgreens von Senf, Alfalfa, Kresse oder Rettich bilden einen feinen weißen Teppich aus Faserwurzeln *auf* der Erde. Schimmel sieht ganz ähnlich aus, es gibt aber markante Unterschiede: Ist die Erde von Schimmel befallen, riecht das faulig und modrig, zudem bildet er auf seinen Fasern farbige Punkte. Diese können schwarz, grün oder bräunlich sein. Der Schimmel kommt übrigens meist über die Luft zu den Microgreens, eine häufige Quelle für Schimmelsporen in der Wohnung sind in Erde wachsende Zimmerpflanzen. Das können Sie vermeiden, indem Sie Ihre Pflanzen in erdlosen Kulturen wie Hydrokultur ziehen.

5. Ernten

Die Ernte kann schon nach sechs bis zehn Tagen beginnen, wenn die Microgreens satte erste Blätter gebildet haben. Probieren Sie ruhig, ob das junge Grün schon lecker schmeckt oder noch ein paar Tage wachsen sollte. Da wir Microgreens vor dem Verzehr nicht kochen müssen, bleiben übrigens alle wertvollen Inhaltsstoffe erhalten. Wenn herkömmliches Gemüse gekocht wird, finden sich demgegenüber viele Elemente im Kochwasser wieder.

Microgreens lassen sich einfach mit der Schere ernten, Sie schneiden sie kurz oberhalb der Erde ab. Kleine Behälter neigen Sie einfach über einen Teller, auf den die geschnitten Microgreens fallen. Bei größeren Gefäßen greifen Sie die Microgreens mit einer Hand, mit der anderen schneiden Sie.

Bis auf wenige Sorten wie Weizengras oder Erbse können Microgreens nur einmal geerntet werden.

Am besten Sie ernten das, was Sie gerade benötigen. Was Sie nicht verbrauchen, können Sie in einer Plastiktüte im Kühlschrank für ein paar Tage lagern. Microgreens können in der Regel einmal geerntet werden, ein paar Sorten wachsen nach dem ersten Schnitt noch einmal nach: Dazu zählen Weizengras, Erbse oder Rucola. Nach dem Ernten brauchen Sie Microgreens nicht waschen, die mit Wurzeln durchzogene Anzuchterde kann in den Biomüll oder auf den Kompost.

Manche mögen‘s kurz: Sprossen anbauen

Microgreens sorgen für Abwechslung: So viele Sorten gibt es zu entdecken. Fast alle davon lassen sich auch als Sprossen anbauen, z. B. mit einem Keimgerät oder Kressesieb. Wir haben meist zwei oder drei Sprossengläser parallel zu unseren Microgreens. Schon nach drei Tagen lassen sich die knackigen Keimlinge ernten. Vielleicht ist das auch für Sie eine Option? Sie können Ihre Samen beispielsweise gleichzeitig als Microgreen und als Sprosse ziehen. Welche Sorten sich für den Sprossenanbau eignen, erfahren Sie im Kapitel „29 heilsame Microgreens im Porträt“.

Inspirationen für den Genuss

Warum Genießen so wichtig ist

Genuss ist eine ganz besondere Fähigkeit. Genuss erlaubt, uns an etwas Unmittelbarem zu erfreuen und positive Gefühle zu empfinden. Wenn wir genießen, kommt unser Geist zur Ruhe, wir kommen in Einklang mit unserer Umwelt und sind vollkommen im Hier und Jetzt. Dieser Aspekt wird in unserer heutigen Zeit immer wichtiger, viele und durchaus verlockende Technologien beanspruchen unsere Aufmerksamkeit. Daran ist nichts Schlimmes, wenn wir trotzdem eine Balance wahren können und immer wieder Momente finden, achtsam und präsent zu sein.

Dabei helfen uns unsere Sinne und unsere Fähigkeit, zu genießen. Wahrscheinlich kennen Sie das: In dem Augenblick, in dem Sie etwas sehr Angenehmes hören, tasten oder schmecken, sich entspannen und die Welt um sich herum ein wenig vergessen, treten Eile, Hektik, Stress und Probleme in den Hintergrund, Ihre Aufmerksamkeit gehört ganz alleine dem positiven Empfinden.

Genuss kann das innere Kind in uns wecken: Wenn wir genießen, erfahren wir verspielt und mit Hingabe unsere Welt neu. Wir können entdecken, wie schön es z. B. ist, barfuß über das Gras zu laufen, tief durchzuatmen oder sich einmal lang und ausgiebig zu strecken. Unsere Genussfähigkeit kann deswegen sehr heilsam sein. Der Marburger Psychologe Rainer Lutz etablierte vor mehr als 30 Jahren den bewussten Genuss als Therapie gegen schwerwiegende Erkrankungen wie Abhängigkeiten oder Depressionen. Die Forschung zeigt, dass bewusster Genuss unser Belohnungssystem neu programmieren kann.

> Genuss bringt Körper und Geist in Einklang, das kann erfrischend und heilsam sein.

Heutzutage empfinden jedoch immer weniger Menschen ihren unmittelbaren Alltag als genussvoll. Um trotzdem Belohnungsstoffe wie Dopamin freizusetzen, benötigen sie technische Hilfsmittel wie das Smartphone oder andere Suchtmittel. Bewusster Genuss kann dafür sorgen, dass wieder alltägliche Verrichtungen

> Genussübung beim Ernten: Frische Microgreens mit geschlossenen Augen langsam kauen.

wie die Einnahme unserer Mahlzeiten Glücksbotenstoffe wie Dopamin und Endorphine freisetzen und damit eine Quelle für Wohlbefinden werden. Bewusster Genuss kann dafür sorgen, dass wir wieder das als belohnend empfinden, was uns nicht nur unmittelbar guttut, sondern langfristig auch unsere Gesundheit fördert. Microgreens eignen sich besonders gut, um diesen bewussten Genuss zu üben. Sie können uns zeigen, wie wertvoll und einzigartig jeder einzelne Bissen unserer Nahrung ist.

Frische Rezeptideen

Microgreens können wir vielseitig verwenden – in Smoothies oder Salaten, als Topping oder Pesto. Sie lassen sich fantasievoll einsetzen, sicher fällt auch Ihnen viel Kreatives ein. Für die erste Inspiration stellen wir Ihnen vier unserer Lieblingsgerichte mit den kleinen Grünen vor. Weitere Ideen finden Sie dann bei den Porträts im letzten Teil dieses Buches.

Fettsäuren fördern übrigens die Aufnahme einzelner Vitalstoffe, wie z. B. den Karotinoiden. Wir empfehlen hochwertige pflanzliche Öle (etwa aus Hanf, Leinsamen oder Nüssen) zum Abschmecken Ihrer frischen Gerichte mit Microgreens.

Fruchtiger Weizengrassaft

Zubereitungszeit: 5 Minuten

Zutaten für 2 Personen

- 200 g Weizengras
- 300 ml Obstsaft (z. B. aus Äpfeln oder Orangen)
- 150 ml Leitungswasser

Zubereitung

Zutaten in einen Mixer geben und in Gläsern servieren.

Weizengrassaft wird auch als „grünes Blut“ bezeichnet. Nicht nur aufgrund seiner intensiven Farbe und dickflüssigen Konsistenz: Weizengrassaft fördert auch unsere Blutbildung.

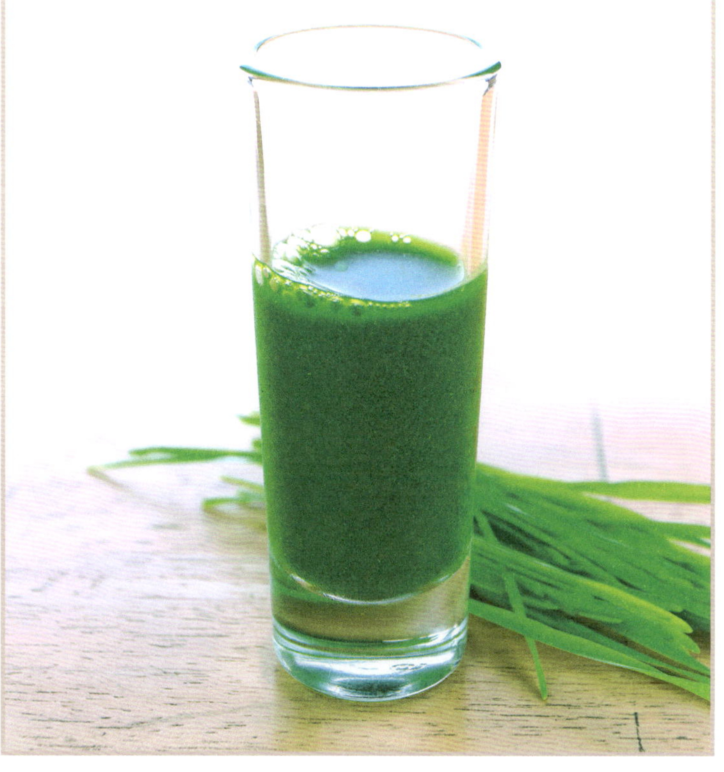

> Die Senföle scharfer Microgreens passen gut zu fetthaltigen Nahrungsmitteln, da sie die Freisetzung von Galle und damit die Fettverdauung fördern.

Microgreenssalat mit Räucherlachs und Avocado

Zubereitungszeit: 10–15 Minuten

Zutaten für 2 Personen

- 1 Avocado
- 200 g Räucherlachs
- 1 Bund Radieschen
- ½ Biozitrone
- 4 EL Olivenöl
- Salz, Pfeffer
- 2 Handvoll Microgreens (sehr gut passen scharfe Sorten: Kresse, Radieschen oder Rucola)

Zubereitung

Avocado halbieren und in Spalten, Räucherlachs und Radieschen in Streifen schneiden. Alle geschnittenen Zutaten zusammen mit den Microgreens in eine Schüssel geben und mit dem Saft der Zitrone und Öl vermengen. Mit Salz und Pfeffer abschmecken.

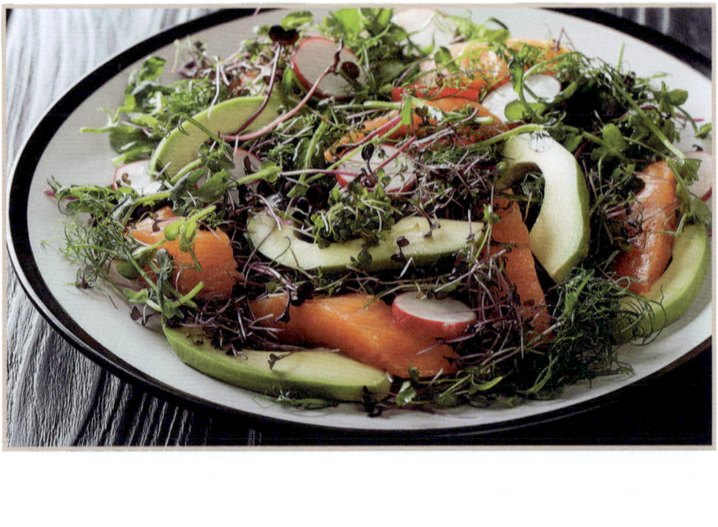

Pappardelle all'arrabiata mit Knolau

Zubereitungszeit: 15 Minuten

In Asien gilt der Knolau als Kräftigungsmittel, das unter anderem bei sexueller Unlust oder Erschöpfung empfohlen wird.

Zutaten für 2 Portionen

- 300 g Pappardelle
- 1 Zwiebel
- 4 EL Olivenöl
- 2 Knoblauchzehen
- etwas klein geschnittene Chilischote
- 1 EL Tomatenmark
- 400 g passierte Tomaten
- 6 kleine frische Tomaten
- Salz, Majoran und Pfeffer
- Pecorino nach Geschmack
- 2 Handvoll Knolau-Microgreens

Zubereitung

In einer Pfanne die klein geschnittenen Zwiebeln in Olivenöl anrösten, dann Knoblauch, Chili, Tomatenmark, passierte Tomaten und frische halbierte Tomaten dazugeben. Ohne Deckel aufkochen lassen, zum Schluss mit Salz, Pfeffer und Majoran (und evtl. noch etwas Chili) abschmecken.

Währenddessen die Pappardelle nach Packungsanweisung in Salzwasser bissfest kochen lassen, mit der Sauce vermengen und nach Geschmack jeweils mit geriebenem Pecorino und Knolau-Microgreens servieren.

Die ätherischen Öle von Fenchel-Microgreens sorgen nicht nur für guten Geschmack, sondern – dank des stimmungsaufhellenden Limonens – auch für gute Laune.

Fenchel-Pesto mit Ziegenfrischkäse und Möhren

Zubereitungszeit: 15–20 Minuten

Zutaten für 2 Personen

- 1 Möhre
- 1 TL Öl
- Salz, Zucker
- 50 g frische Fenchel-Microgreens
- 40 g Walnüsse
- 1 Knoblauchzehe
- 50 ml Olivenöl
- 30 g Parmesankäse
- 1 Prise Salz
- 300 g Ziegenfrischkäse
- etwas Öl zum Karamellisieren
- einige Walnüsse zum Anrichten
- einge Fenchelsamen zum Anrichten

Zubereitung

Die Möhre raspeln und in einer Pfanne mit etwas Öl, Salz und Zucker karamellisieren. Microgreens, Walnüsse, die Knoblauchzehe, Olivenöl, Parmesankäse und etwas Salz zu einem Pesto pürieren. Den Ziegenfrischkäse auf dem Pesto anrichten, mit den karamellisierten Möhren und ein paar Walnüssen servieren. Nach Belieben Fenchelsamen darüberstreuen.

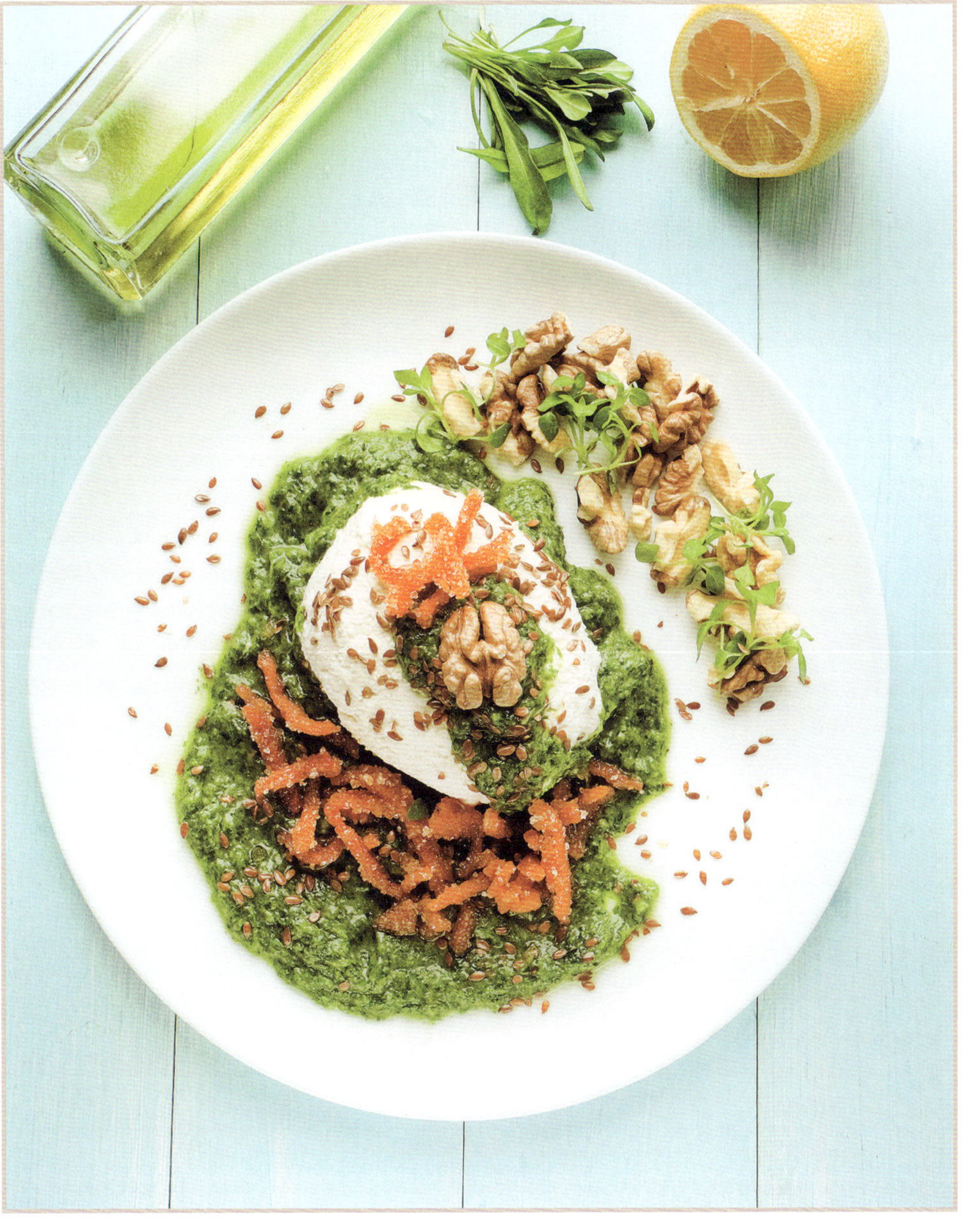

Welche Microgreens passen zu mir?

SPG – drei Kategorien im gesunden Mix

In unserer Praxis erstellen wir individuelle Kräuterrezepte und können aus über 200 Heilpflanzen wählen. Bei so einer großen Auswahl ist es nicht nur hilfreich, die einzelnen Heilpflanzen gut zu kennen, sondern sie auch systematisch zu ordnen. Bei den Microgreens ist es ein wenig übersichtlicher.

In diesem Buch stellen wir Ihnen insgesamt 29 verschiedene Sorten vor. Jede Einzelne mag verlockend klingen und kann etwas für Ihre Gesundheit leisten, trotzdem müssen Sie nicht alle 29 anbauen. Wir haben daraus drei Kategorien gebildet. Wenn Sie aus jeder Kategorie eine Sorte zu Hause haben, sind Sie optimal mit allen Vitalstoffen versorgt, die Microgreens zu bieten haben.

Täglich bis zu fünf Esslöffel Microgreens versorgen mit ausreichend Heilstoffen.

Zunächst stellen wir Ihnen die drei Kategorien vor, danach zeigen wir Ihnen, wie Sie anhand Ihrer Beschwerden oder Krankheiten aus den drei Kategorien wählen: S für das Heilelement Schwefel, P für Proteine und G für Gemüse-, Getreide- und Gewürzpflanzen. Von Ihren Microgreens nehmen Sie dann am besten täglich einen bis fünf Esslöffel zu sich.

Kategorie S: Heilelement Schwefel

Kein Wunder, dass römische Legionäre über müde Beine und schmerzende Gelenke klagten, durch halb Europa und um das ganze Mittelmeer trieb sie die Herrschsucht Roms. Um sich rasch zu erholen, besuchten sie schwefelhaltige Quellen, badeten in deren Wasser und tranken es.

Unser Körper besteht zu einem Viertel Prozent aus Schwefel, ein Mensch mit 80 Kilogramm Körpergewicht trägt ungefähr 200 Gramm in sich. Ist es weniger, kann sich das u. a. durch Gelenkbeschwerden bemerkbar machen. Bereits bei den alten Römern galt Schwefel als das „Schmiermittel" der Gelenke und Gelenkkapseln, auch heute nehmen sportlich aktive Menschen und

Personen mit Gelenkerkrankungen oder Wirbelsäulenleiden Schwefel oft für eine verbesserte Regeneration zu sich.

Schwefelhaltige Heilwässer fördern zudem die Verdauung, neutralisieren freie Sauerstoffradikale, helfen dem Immunsystem bei Infektionen der Blase, Haut oder Atemwege und unterstützen die Leber und Galle – und damit unsere Entgiftung sowie den Fettstoffwechsel. Eine ausreichende Versorgung mit Schwefel sorgt auch für feste Haare, schöne gesunde Haut und belastbare Knorpel.

Sie müssen jedoch nicht eine der knapp 30 schwefelhaltigen Heilquellen in Deutschland aufsuchen, um Ihren Körper mit diesem wichtigen Element zu versorgen. Dafür bieten sich auch unsere Microgreens an, ein großer Teil von ihnen enthält organische Schwefelverbindungen. Einige davon haben wir bereits kennengelernt, z. B. die antibakteriellen, antioxidativen und antiviralen Senföle. Organische Schwefelverbindungen finden wir besonders häufig in der botanischen Familie der Kreuzblütler, zu der fast alle Microgreens der folgenden Tabelle zählen – bis auf Knoblauch-Schnittlauch und Zwiebel, die zählen zu den Lauchgewächsen.

Organische Schwefelverbindungen entgiften und unterstützen die Darmflora, das Bindegewebe und Immunsystem.

Der Konsum von schwefeligen Kräutern kann nicht nur bei einer Reihe von Erkrankungen lindernd oder heilend wirken, er bietet Studien zufolge auch einen gewissen Schutz vor Krebs und Erkrankungen des Herz-Kreislauf-Systems.

Wichtig zu beachten: Schwefelhaltige Microgreens könnten bei regelmäßigem Verzehr die Aktivität der Schilddrüse beeinflussen. Wer an Schilddrüsenunterfunktion oder Morbus Hashimoto leidet, bespricht das am besten mit seinem Arzt oder seiner Ärztin.

Microgreens mit der Extraportion Schwefel

Brokkoli, Grünkohl, Kapuzinerkresse, Knoblauch-Schnittlauch, Kohlrabi, Kresse, Mizuna, Radieschen, Rettich, Rotkohl, Rucola, Zwiebel

Kategorie P: Proteine

Proteinreiche Hülsenfrüchte sind Ausgrabungen zufolge schon seit der Steinzeit Teil des menschlichen Speiseplans. Sie enthalten neben wertvollen Aminosäuren noch reichliche Ballaststoffe, Mineralien wie Eisen, Zink und Vitamine. Hülsenfrüchte bilden daneben noch eine Reihe von Antioxidantien und andere heilkräftige Inhaltsstoffe wie die Isoflavone, weshalb Pflanzenheilkundige ihre Blätter und Blüten – seltener die Wurzeln – seit Jahrtausenden einsetzen.

Auch die moderne Forschung entdeckt zunehmend die Heilkraft der Samen von Erbsen, Linsen oder Kichererbsen und zeigt, dass deren regelmäßiger Verzehr sich positiv auf Fett- und Zuckerstoffwechsel sowie die Gesundheit der Darmflora und Gefäße auswirkt. Eine hülsenfrüchtereiche Ernährungsweise, im Englischen pulses-diet genannt, wird mittlerweile häufig empfohlen. Sie kann beim Abnehmen helfen, da die Kohlenhydrate und Ballaststoffe der Hülsenfrüchte appetitanregende Botenstoffe, wie z. B. das Ghrelin, hemmen.

Microgreens aus Hülsenfrüchten verursachen selten Blähungen.

Microgreens verbinden den hohen Nährstoffgehalt der Samen mit dem Heilstoffgehalt der Pflanze. Fast alle Hülsenfrüchte eignen sich zum Anbau, denn sie verlieren ihre Toxine (wie Lektine) beim Keimen, mit Ausnahme der Limabohne und dicken weißen Bohnen. Die Microgreens sind meist auch viel besser verträglich als die Samen und verursachen selten Blähungen. Bei wem es trotzdem dazu kommt, kann zu leicht verdaulichen Hülsenfrüchten wie Mung- oder Adzukibohne greifen und abwarten: Mit dem regelmäßigen Konsum tritt ein Gewöhnungseffekt ein, die Blähungen nehmen ab.

Microgreens mit Eiweißreichtum

Adzukibohne, Alfalfa, Bockshornklee, Erbse, Kichererbse, Linse, Mungbohne, Rotklee

Kategorie G: Gemüse, Getreide und Gewürze

Die dritte Kategorie ist bunt, in ihr finden wir bekannte Pflanzen wie die Kapuzinerkresse, Getreide wie Weizen, Pseudogetreide wie Buchweizen, Gemüsepflanzen wie Spinat oder Sellerie und viele Gewürze wie Basilikum oder Koriander. Sie alle verbindet, dass sie nicht nur kulinarisch nutzbar sind, sondern ausgesprochen wichtige Heilpflanzen.

Die meisten davon haben Sie auch sicherlich schon in Ihrer Küche, und wahrscheinlich haben Sie schon einmal etwas vom Weizengras gehört, das wir ebenfalls zu den Microgreens zählen. Seit Kurzem bieten auch einige Supermärkte die süßlich schmeckende Pflanze an – das Geld können wir uns sparen, denn Weizengras lässt sich mit geringsten finanziellen und zeitlichen Mitteln selbst anbauen.

Einige Pflanzen werden Sie auch von einer neuen Seite kennenlernen. So beispielsweise die Sonnenblume, von der vor allem die Kerne und deren Öl bekannt sind. Eine echte kulinarische und gesundheitliche Bereicherung sind aber ihre Microgreens, die wir ebenfalls ohne viel Aufwand aus den Kernen ziehen können.

Besonders häufig empfehlen wir aus der Kategorie G die Microgreens von Spinat und Roter Bete: Beide zählen zur botanischen Familie der Fuchsschwanzgewächse und liefern viele wertvolle Vitalstoffe, die etwa bei Erschöpfung, Nervosität oder Konzentrationsstörungen hilfreich sein können.

Gemüse-, Getreide- und Gewürzpflanzen als Microgreens

Basilikum, Buchweizen, Fenchel, Kapuzinerkresse, Koriander, Lein, Rote Bete, Rotklee, Sellerie, Sonnenblume, Spinat, Weizen

Microgreens für Kinder

Der einfache Anbau, das schnelle Wachstum, das freudvolle Ernten: Unserer Erfahrung nach macht auch Kindern der Anbau von Microgreens großen Spaß. Sie lernen dabei einiges über die Welt der Pflanzen und können sich Gedanken darüber machen, wie Lebensmittel angebaut werden. Zudem kommen sie spielerisch mit einer sehr gesunden und nachhaltigen Ernährungsweise in Berührung.

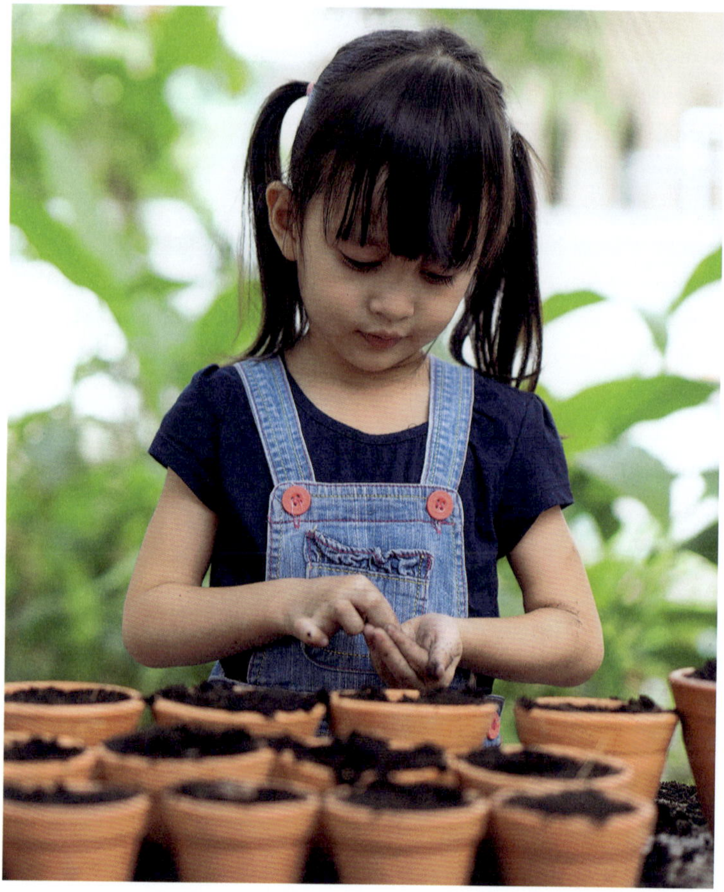

Auch Kindern macht der Anbau von Microgreens großen Spaß.

Eine eigene Microgreenzucht kann Kindern gesunde Ernährung näherbringen.

Viele Kinder lieben es, ihre Kreativität beim Verzieren ihrer Speisen mit Microgreens auszuleben und ein wenig Verantwortung für die Ernährung der Familie zu übernehmen. Ein Anzuchtset für Microgreens kann ein schönes Geschenk für Kinder sein, nach und nach kann die Saatgutvielfalt erweitert werden. Und kleine Töpfchen mit Microgreens sind wiederum schöne Geschenke, die Kinder für Angehörige oder Freunde basteln: Dafür können kleine Tontöpfchen bemalt oder aus tonloser Modelliermasse auch selbst Töpfchen geformt werden.

Die meisten Kinder mögen süße Microgreens wie Fenchel, Basilikum oder Sonnenblume, auch Weizengras, Brokkoli oder Buchweizen finden bei vielen Kleinen Gefallen. Manche bevorzugen auch schärfere Sorten wie Kresse oder Radieschen. Ein guter Start sind Erbsen-Microgreens, die meisten Kinder kennen und mögen den Geschmack von Erbsen – dazu wächst junges Erbsengrün auch sehr eindrucksvoll und lässt sich dabei toll beobachten.

Das süße und knackige Erbsengrün passt gut zu vielen Kindergerichten, z. B. kurz blanchiert als Beilage zu Hähnchenkeulen, Fischstäbchen, Gegrilltem, Bratkäse oder Schnitzel. Oder auch als Topping auf dem Nudelauflauf, der Pizza oder als Einlage von herzhaften Käsepfannkuchen, Kartoffel- oder Nudelsuppe. Erbsengrün kann auch als kleiner Beilagensalat serviert werden, beispielsweise mit einem Kinderdressing aus zwei Teilen Naturjoghurt, einem Teil Honig, ein wenig Zitronensaft und etwas Salz. Und natürlich machen sich alle Microgreens, die den Kindern schmecken, auch toll auf dem Schulbrot.

Empfehlungen für Krankheiten und Beschwerden

Unsere Microgreens können etwas dazu beitragen, dass Sie weiterhin gesund bleiben, sich besser regenerieren, mehr leisten oder schneller genesen. Sie sind zwar kein Ersatz für eine ärztliche Therapie, jedoch eine gute Ergänzung zu schulmedizinischen und naturheilkundlichen Verfahren, da sie unsere Selbstheilungskräfte anregen und mit wertvollen Vitalstoffen versorgen können. Teilweise sind bei einzelnen Anwendungsgebieten keine Empfehlungen innerhalb einer Kategorie aufgeführt. In diesen Fällen können andere Vertreter aus dieser Kategorie wählen.

KRANKHEITEN/ BESCHWERDEN UND EINSATZMÖGLICHKEITEN	EMPFEHLENSWERTE MICROGREENS NACH SPG-KATEGORIE		
	S: SCHWEFEL	P: PROTEINE	G: GEMÜSE, GETREIDE UND GEWÜRZE
Abwehrschwäche	Brokkoli, Grünkohl, Kresse, Kapuzinerkresse, Knoblauch-Schnittlauch, Mizuna, Radieschen, Rettich, Rotkohl, Rucola, Zwiebel	Adzukibohne, Alfalfa, Erbse, Kichererbse	Koriander, Spinat, Weizen
Ängste	Brokkoli, Grünkohl	Adzukibohne	Fenchel, Koriander, Lein, Spinat
Altersbeschwerden (Anti-Aging-Vorsorge)	Brokkoli, Grünkohl, Kohlrabi, Rotkohl, Rucola, Zwiebel	Alfalfa, Erbse	Lein, Weizen
Appetitlosigkeit	Kapuzinerkresse, Kresse, Rucola	Alfalfa, Adzukibohne, Kichererbse	Basilikum, Fenchel, Koriander, Lein, Sellerie
Arthrose, Gelenkschmerzen	Brokkoli, Grünkohl, Kapuzinerkresse, Knoblauch-Schnittlauch, Kresse, Zwiebel	Bockshornklee	Koriander, Lein, Sellerie, Spinat

KRANKHEITEN/ BESCHWERDEN UND EINSATZMÖGLICH-KEITEN	EMPFEHLENSWERTE MICROGREENS NACH SPG-KATEGORIE		
	S: SCHWEFEL	P: PROTEINE	G: GEMÜSE, GETREIDE UND GEWÜRZE
Asthma	Knoblauch-Schnitt-lauch, Zwiebel	Alfalfa	Fenchel
Atherosklerose	Brokkoli, Grünkohl, Knoblauch-Schnitt-lauch, Mizuna, Rotkohl, Rucola	Adzukibohne, Kichererbse, Linse, Rotklee	Buchweizen, Koriander, Lein, Rote Bete, Spinat
Bauchschmerzen	--	Mungbohne	Fenchel, Koriander
Blasenentzündung	Kapuzinerkresse, Knoblauch-Schnitt-lauch, Kresse, Mizuna, Radieschen, Rettich, Rucola, Zwiebel	Mungbohne	Basilikum, Koriander, Lein, Sellerie, Spinat
Blähungen	Radieschen, Rettich, Rucola	Mungbohne	Basilikum, Fenchel, Koriander, Sellerie, Spinat, Zwiebel
Blutarmut (Anämie)	Brokkoli, Kresse, Mizuna, Rucola	Adzukibohne, Alfalfa, Bockshornklee, Erbse, Kichererbse, Linse	Buchweizen, Rote Bete, Spinat, Weizen
Bluthochdruck	Knoblauch-Schnitt-lauch, Rettich, Rucola	Erbse, Kichererbse, Mungbohne, Rotklee	Buchweizen, Lein, Rote Bete, Spinat
Cholesterin (gesamt), zu hoch	Brokkoli, Grünkohl, Kresse, Rotkohl	Adzukibohne, Alfalfa, Erbse, Kichererbse, Mungbohne, Rotklee	Koriander, Lein, Sonnenblume, Spinat, Weizen, Zwiebel
Chron.-obstruktive Lungenerkrankung (COPD)	Grünkohl, Rettich, Rotkohl, Rucola	Alfalfa	Fenchel, Lein, Mangold, Rote Bete, Spinat, Zwiebel

▶▶

KRANKHEITEN/ BESCHWERDEN UND EINSATZMÖGLICHKEITEN	EMPFEHLENSWERTE MICROGREENS NACH SPG-KATEGORIE		
	S: SCHWEFEL	P: PROTEINE	G: GEMÜSE, GETREIDE UND GEWÜRZE
Darmbeschwerden (Darmsanierung)	Brokkoli, Grünkohl, Knoblauch-Schnittlauch, Kohlrabi, Kresse, Radieschen, Rotkohl, Rucola, Zwiebel	Alfalfa, Erbse, Kichererbse	Koriander, Lein
Detoxkur	Brokkoli, Grünkohl, Kohlrabi, Kresse, Radieschen, Rettich, Rotkohl, Rucola, Zwiebel	Alfalfa, Erbse, Kichererbse, Linse, Mungbohne	Buchweizen, Koriander, Sellerie, Spinat, Weizen, Zwiebel
Demenz	Brokkoli, Grünkohl, Knoblauch-Schnittlauch	Bockshornklee, Erbse, Linse, Rotklee	Buchweizen, Lein, Rote Bete, Spinat, Weizen
depressive Verstimmungen	--	Adzukibohne, Erbse, Kichererbse, Linse	Basilikum, Buchweizen, Fenchel, Lein, Sonnenblume
Diabetes	Brokkoli, Knoblauch-Schnittlauch, Kresse, Radieschen, Rettich	Alfalfa, Kichererbse, Linse, Mungbohne	Lein, Sellerie
Durchblutungsstörungen	Brokkoli, Grünkohl, Knoblauch-Schnittlauch, Mizuna, Rucola	Kichererbse, Linse	Buchweizen, Rote Bete, Spinat, Zwiebel
Durchfall	Knoblauch-Schnittlauch	Adzukibohne	Koriander
Erkältung, Atemwegsinfekte	Brokkoli, Grünkohl, Kapuzinerkresse, Knoblauch-Schnittlauch, Kresse, Mizuna, Radieschen, Rettich, Rucola, Zwiebel	Erbse, Kichererbse, Rotklee	Fenchel, Lein, Spinat, Weizen

KRANKHEITEN/ BESCHWERDEN UND EINSATZMÖGLICHKEITEN	EMPFEHLENSWERTE MICROGREENS NACH SPG-KATEGORIE		
	S: SCHWEFEL	P: PROTEINE	G: GEMÜSE, GETREIDE UND GEWÜRZE
Erektile Dysfunktion (Potenzstörung)	Knoblauch-Schnittlauch, Rucola	Alfalfa, Erbse, Kichererbse, Linse	Basilikum, Buchweizen, Rote Bete, Sellerie, Spinat, Weizen
Erschöpfung	Brokkoli, Knoblauch-Schnittlauch, Rucola	Adzukibohne, Alfalfa, Bockshornklee, Erbse, Kichererbse, Linse, Mungbohnen, Rotklee	Buchweizen, Rote Bete, Sellerie, Spinat
Fettleber	Brokkoli, Knoblauch-Schnittlauch	Adzukibohne, Bockshornklee, Mungbohne	Lein, Spinat
Fettleibigkeit (Adipositas)	Brokkoli, Grünkohl, Knoblauch-Schnittlauch, Rotkohl, Zwiebel	Adzukibohne, Alfalfa, Bockshornklee, Erbse, Kichererbse, Linse, Mungbohne	Lein, Sonnenblume, Spinat, Weizen
Gallengries, Gallensteinneigung	Radieschen, Rettich	--	--
Gebrechlichkeit im Alter (Frailty-Syndrom)	Brokkoli, Rucola	Adzukibohne, Alfalfa, Erbse, Kichererbse, Linse, Mungbohne	Buchweizen, Rote Bete, Sellerie, Spinat
Grüner Star (Glaukom)	Brokkoli, Grünkohl, Mizuna, Rotkohl	Bockshornklee, Erbse	Koriander, Spinat, Weizen
Hautalterung	Grünkohl, Rotkohl	Erbse	Koriander, Lein, Spinat
Heuschnupfen	Brokkoli	--	Spinat, Zwiebel
Hitze	--	Mungbohne	Rote Bete, Spinat, Weizen

►►

KRANKHEITEN/ BESCHWERDEN UND EINSATZMÖGLICHKEITEN	EMPFEHLENSWERTE MICROGREENS NACH SPG-KATEGORIE		
	S: SCHWEFEL	P: PROTEINE	G: GEMÜSE, GETREIDE UND GEWÜRZE
Husten	Radieschen, Rettich	Bockshornklee, Rotklee	Zwiebel
Insulinresistenz (Diabetesneigung)	Brokkoli, Knoblauch-Schnittlauch, Radieschen, Rettich	Alfalfa, Kichererbse, Linse, Mungbohne	Sellerie
Konzentrationsstörungen	Brokkoli, Grünkohl, Knoblauch-Schnittlauch	Bockshornklee, Erbse, Linse	Buchweizen, Lein, Rote Bete, Sellerie, Spinat, Weizen
Krebs (Vorsorge)	Brokkoli, Grünkohl, Knoblauch-Schnittlauch, Kresse, Mizuna, Radieschen, Rettich, Rotkohl	Adzukibohne, Erbse, Kichererbse, Linse, Mungbohne, Rotklee	Koriander, Lein, Spinat, Weizen
Krebs (Behandlung)	Brokkoli, Knoblauch-Schnittlauch	Adzukibohnen, Linsen, Mungbohnen	Lein, Weizen
Leberschwäche	Knoblauch-Schnittlauch, Kresse, Radieschen, Rettich	Bockshornklee, Linsen, Mungbohne	Lein, Spinat
Lymphödem (gestaute Lymphflüssigkeit, vor allem in Armen und Beinen)	--	Alfalfa	Buchweizen
Magenschleimhautentzündung	Brokkoli, Grünkohl	--	Basilikum, Koriander, Lein
Milchbildung fördern	Kresse	Alfalfa, Bockshornklee, Kichererbse	Koriander
Menstruationsbeschwerden	--	Bockshornklee, Rotklee	Fenchel, Koriander

KRANKHEITEN/ BESCHWERDEN UND EINSATZMÖGLICH-KEITEN	EMPFEHLENSWERTE MICROGREENS NACH SPG-KATEGORIE		
	S: SCHWEFEL	P: PROTEINE	G: GEMÜSE, GETREIDE UND GEWÜRZE
Mundgeruch (hierfür Microgreens ausgiebig kauen)	Kapuzinerkresse, Kresse, Radieschen, Rettich, Rucola	--	Koriander
Muskelkraft verbessern	Brokkoli, Rucola	Adzukibohne, Bockshornklee, Erbse, Kichererbse, Linse, Mungbohne	Rote Bete, Sellerie, Spinat, Weizen
Müdigkeit nach dem Essen	Brokkoli, Knoblauch-Schnittlauch	Alfalfa, Erbse, Kichererbse, Linse	Koriander
Nasennebenhöhlenentzündung	Kapuzinerkresse, Kresse, Radieschen, Rettich, Rucola, Zwiebel	Adzukibohne, Erbse	Fenchel
Nervosität, innere Unruhe	--	Adzukibohne, Alfalfa, Kichererbse	Basilikum, Buchweizen, Rote Bete, Sellerie
Ödeme	--	Mungbohne	Buchweizen, Sellerie
Osteoporose	Brokkoli, Grünkohl, Kohlrabi, Kresse, Mizuna, Rotkohl	Adzukibohne, Alfalfa, Kichererbse, Rotklee	Buchweizen, Spinat, Weizen
Parodontose	Kresse, Radieschen, Rucola	--	Buchweizen
Parkinsonerkrankung	Brokkoli	Bockshornklee	Weizen
Prostatavergrößerung	--	Alfalfa	Basilikum, Buchweizen
Reizdarm	Grünkohl	--	Basilikum, Fenchel, Koriander, Lein

▶▶

KRANKHEITEN/ BESCHWERDEN UND EINSATZMÖGLICH-KEITEN	EMPFEHLENSWERTE MICROGREENS NACH SPG-KATEGORIE		
	S: SCHWEFEL	P: PROTEINE	G: GEMÜSE, GETREIDE UND GEWÜRZE
Rheumatische Beschwerden	Brokkoli, Grünkohl, Radieschen, Rotkohl, Zwiebel	Bockshornklee, Erbse	Buchweizen, Lein, Sellerie, Weizen
Rückenschmerzen	Radieschen	Bockshornklee	Koriander, Sellerie, Spinat
Sehschwäche (allgemein)	Brokkoli, Grünkohl, Mizuna, Rotkohl	Alfalfa, Erbse	Fenchel, Koriander, Spinat, Weizen
Sexuelle Unlust	Kresse, Rucola	Alfalfa, Adzukibohne, Bockshornklee, Erbse, Kichererbse	Basilikum, Sellerie
Schilddrüsen-überfunktion	Grünkohl, Kresse, Rotkohl, Zwiebel	--	--
Schilddrüsen-unterfunktion	Rucola	Alfalfa, Adzukibohne, Erbse	--
Schlafstörungen	--	Adzukibohne, Erbse, Kichererbse, Linse	Koriander
Schnupfen	Grünkohl, Kapuziner-kresse, Knoblauch-Schnittlauch, Kresse, Radieschen, Rettich, Rucola, Zwiebel,	Alfalfa	--
Schwäche und Abgeschlagenheit (nach Erkrankungen)	Brokkoli, Rucola	Adzukibohne, Alfalfa, Bockshornklee, Erbse, Kichererbse, Linse, Mungbohne	Buchweizen, Fenchel, Sellerie, Spinat
Schwindel	Knoblauch-Schnitt-lauch, Mizuna	Kichererbse, Linse	Buchweizen
Schwermetall-ausleitung	Brokkoli, Grünkohl, Kohl, Kresse, Rucola, Zwiebel	Mungbohne, Erbse	Buchweizen, Koriander, Sellerie, Weizen

KRANKHEITEN/ BESCHWERDEN UND EINSATZMÖGLICH-KEITEN	EMPFEHLENSWERTE MICROGREENS NACH SPG-KATEGORIE		
	S: SCHWEFEL	P: PROTEINE	G: GEMÜSE, GETREIDE UND GEWÜRZE
Sodbrennen	Kresse, Radieschen, Zwiebel	Alfalfa	Basilikum
Sportliche Aktivität	Brokkoli, Rucola	Adzukibohne, Bockshornklee, Erbse, Kichererbse, Linse	Rote Bete, Spinat, Weizen
Stress	Knoblauch-Schnitt-lauch	Alfalfa, Kichererbse, Linse	Buchweizen, Fenchel, Lein
Übelkeit	--	--	Basilikum
Übersäuerung (Entsäuerungskur)	Zwiebel	Alfalfa, Erbse	Sellerie, Weizen
Unfruchtbarkeit der Frau	--	Alfalfa, Bockshorn-klee, Rotklee	Fenchel, Lein
Unfruchtbarkeit des Mannes	Knoblauch-Schnitt-lauch	Alfalfa, Bockshorn-klee, Erbse	Rote Bete
Venenschwäche	--	--	Buchweizen
Verstopfung	Brokkoli, Knoblauch-Schnittlauch, Rettich	Kichererbse, Linse, Mungbohne, Rotklee	Basilikum, Lein, Rote Bete, Spinat
Völlegefühl	Kresse, Rucola	Alfalfa	Basilikum, Fenchel, Koriander
Wechseljahres-beschwerden der Frau (Menopause)	Grünkohl	Alfalfa, Bockshorn-klee, Kichererbse, Rotklee	Buchweizen, Fenchel, Lein, Weizen
Wechseljahres-beschwerden des Mannes (Andropause)	Knoblauch-Schnitt-lauch	Alfalfa, Bockshorn-klee, Erbse	Rote Bete

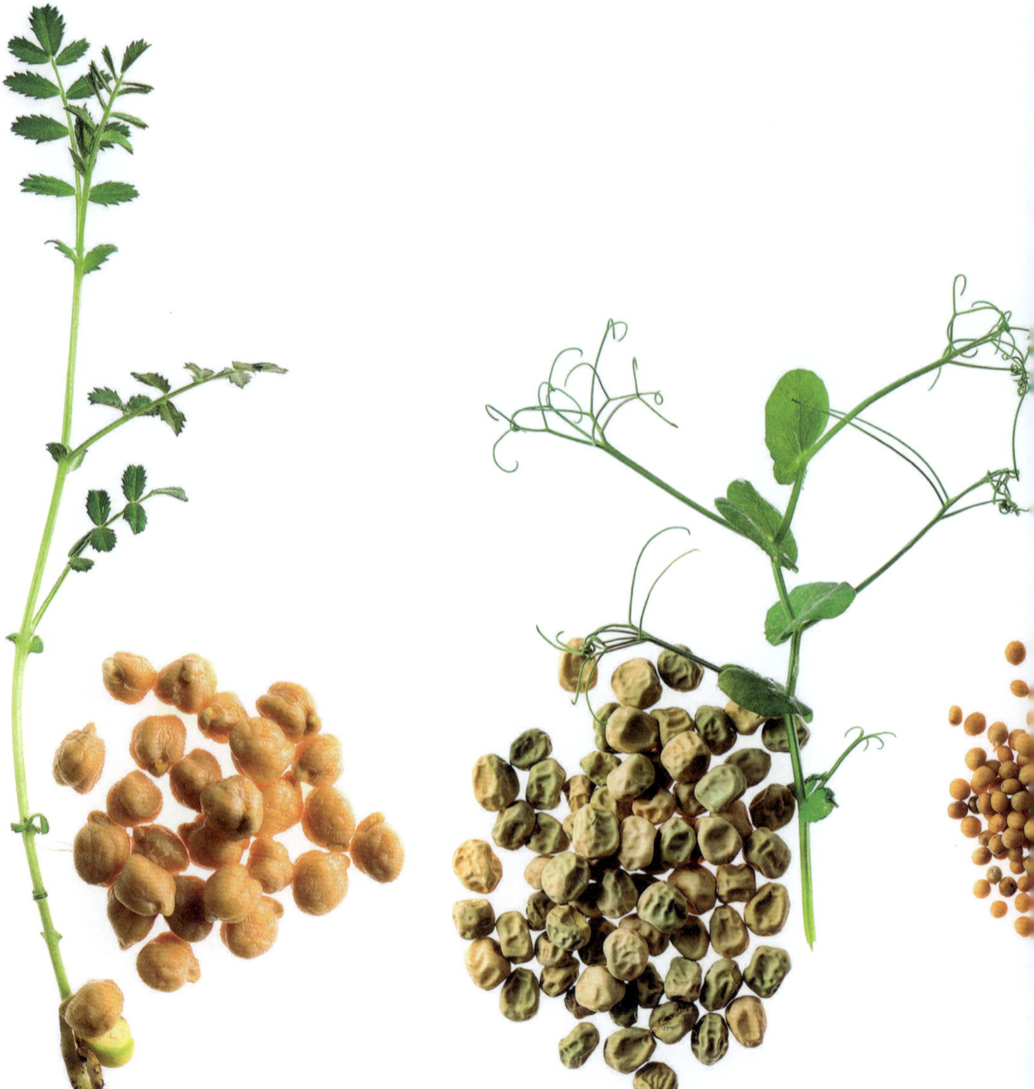

29 HEILSAME MICROGREENS IM PORTRÄT

Wahrscheinlich sind Sie schon neugierig darauf, endlich die Microgreens kennenzulernen, die zu Ihnen passen. Im folgenden Kapitel stellen wir jedes der Gewächse im Porträt näher vor, sodass Sie jederzeit nachschlagen können, um etwas über den jeweiligen Cocktail an Heilstoffen zu erfahren, die Geschichte der Pflanze und ihren Einsatz als Heilpflanze. Viele spielen seit Jahrtausenden eine wichtige Rolle in der Naturheilkunde. Und jede dieser Pflanzen ist nicht nur hinsichtlich ihrer Anwendungsmöglichkeiten sehr individuell, manche stellen auch ganz spezielle Ansprüche beim Anbau an uns.

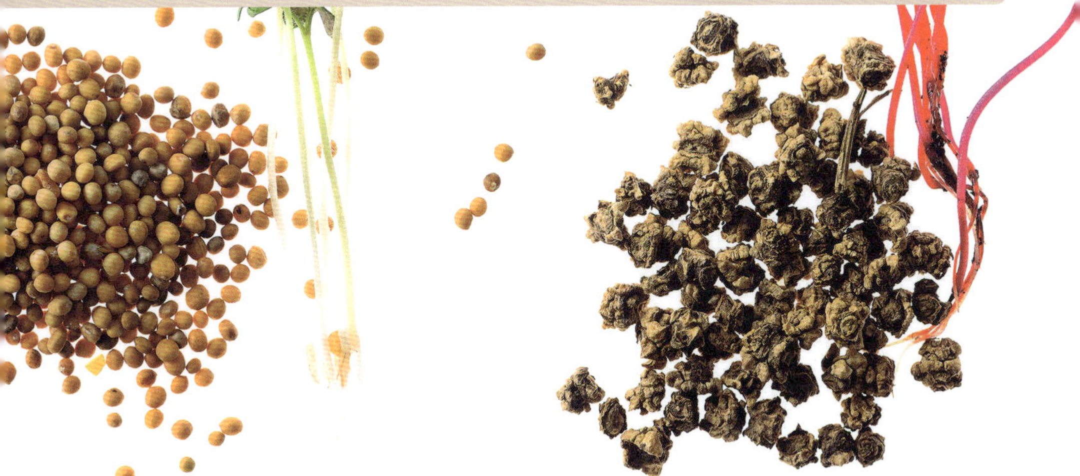

Adzukibohnen

Pflanzenfamilie	Hülsenfrüchte
lat. Name	Vigna angularis
Anbau	leicht
Möglichkeiten	Microgreens, Sprossen
Besonderheiten	Vor der Aussaat zwölf Stunden einweichen, in den ersten fünf Tagen nicht verzehren.

Vielleicht kennen Sie den berührenden japanischen Film „Kirschblüten und rote Bohnen“? Der Großteil der Handlung spielt sich in einem Imbiss ab, in dem Dorayaki-Pfannkuchen verkauft werden: gefüllt mit süßer roter Bohnenpaste. Allein deren Zubereitung aus Adzukibohnen ist sehenswert.

Bei uns werden Adzukibohnen erst langsam bekannt, in Asien sind sie seit jeher beliebt – als Lebens- und Heilmittel. Als Tonikum sollen sie gemäß der traditionellen chinesischen Medizin den Yang Aspekt des Körpers stärken. Daher wird es Menschen empfohlen, die sich schläfrig und energielos fühlen, schnell frieren und zu Gewichtszunahme neigen.

Die Bohnen fördern mit ihren Ballaststoffen die Verdauung und Darmflora und sollen – aufgrund der hohen antioxidativen Eigenschaften des enthaltenen Farbstoffes Catechin – vor Diabetes schützen, die Blutfettwerte senken und das Herz stärken. Zudem fördern Adzukibohnen auch das Sättigungsgefühl, dies könnte beim Abnehmen helfen.

Heilkräftige Stoffe in Adzuki-Microgreens

Wichtige Mineralien: Eisen, Kalzium, Magnesium, Mangan, Phosphor, Selen, Zink

Vitamine: B_1, B_2, B_3, B_5, B_6, Folsäure, C

Farbstoffe und Polyphenole: Catechin

Besondere Aminosäuren: alle essentiellen Aminosäuren

Sonstige pflanzliche Wirkstoffe: Ballaststoffe

i Die süßlichen Adzuki-Microgreens schmecken uns sehr gut auf japanischen Reisgerichten und rohem oder gebratenem Fisch.

Alfalfa

Pflanzenfamilie	Hülsenfrüchte
lat. Name	Medicago sativa
Anbau	leicht
Möglichkeiten	Microgreens, Sprossen, Kresse
Besonderheiten	In den ersten sieben Tagen nicht verzehren.

Diese Pflanze kennen wir meist unter der Bezeichnung Alfalfa, die sich vom arabischen al-fac-facah ableitet, was so viel heißt, wie: „Vater von allen Nahrungsmitteln“. Dies lässt die Bedeutung dieses bei uns auch als Schneckenklee oder Luzerne bekannten Krautes erahnen. Wie römische Geschichtsschreiber berichten, soll Alfalfa mit den Persern nach Europa gekommen sein, die diese Pflanze als Futter für ihre Pferde anbauten. Sie ist anspruchslos – ganz ähnlich wie die bei uns immer häufiger in Siedlungen anzutreffende blau bis violett blühende Bastard-Luzerne (Medicago × varia) – selbst die letzten Dürrejahre scheinen ihr nichts anzuhaben.

Dies liegt an der langen Pfahlwurzel, mit der die Bastard-Luzerne und die Luzerne sich tief in den Boden graben. Auch die Bastard-Luzerne soll Kriegsrossen als Futter gedient haben. Wahrscheinlich hat sie einen Beitrag zum Erfolg manch berittener Armee geleistet, denn wer sie isst, gedeiht und wird kräftig.

So sieht das auch die Wissenschaft. Zu keiner anderen in diesem Buch erwähnten Pflanze lassen sich so viele klinische Studien finden, gut 239 listet die medizinische Datenbank pubmed im September 2020. Doch sind diese von uns nicht wirklich von Belang, denn sie betreffen nicht uns Menschen.

Alfalfa ist ein beliebter Futterzusatz in der Tierhaltung, auch die Studien untersuchten die Wirkung der Pflanze auf den tierischen Organismus. Ein paar der Ergebnisse lassen sich sicher auch auf den Menschen übertragen – beispielsweise dass Alfalfa eine gesunde Darmflora, die Verdauung, den Fettstoffwechsel, die Schilddrüse und das Immunsystem fördert.

Ihre kräftigende Wirkung ist unter anderem dem komplexen Eiweißprofil geschuldet: Sie enthält die Aminosäure Canavanin, die sich positiv auf unsere Energie und Botenstoffe im Gehirn auswirken soll.

Zudem soll Alfalfa den Zuckerstoffwechsel fördern, weshalb sie zu Beginn des 20. Jahrhunderts in Deutschland als Heilpflanze bei Diabetes versucht wurde. Die brasilianische Volksheilkunde setzt sie noch bei Gelenkentzündungen und chronischem Rheumatismus ein.

Bei rheumatischen Erkrankungen könnte sich der diuretische Effekt als nützlich erweisen: Alfalfa erhöht die Harnmenge und kann dadurch regulierend auf den Säure-Basen-Haushalt wirken. Auf den Östrogenstoffwechsel wirken zudem die Isoflavone und das Kumarin Coumestrol.

Für Heilzwecke können neben dem oberirdisch blühenden Kraut und den Samen auch die Sprossen und Microgreens verwendet werden. Als Microgreens können wir sowohl Schneckenklee als auch Bastard-Schneckenklee anbauen – die Wirkungen dürften sehr ähnlich sein.

Heilkräftige Stoffe in Alfalfa-Microgreens

Wichtige Mineralien: Eisen, Mangan, Phosphor

Vitamine: A, B_1, B_2, B_5, B_6, B_{12}, Folsäure, D, E und K

Farbstoffe und Polyphenole: Chlorophyll, Flavonoide (Apigenin und Luteolin), Isoflavone (Genistein)

Besondere Aminosäuren: alle essentiellen Aminosäuren

Lipide (Fettsäuren u. Ä.): Betasitosterol

Sonstige pflanzliche Wirkstoffe: Kumarine wie Coumestrol und Medicagol, Alkaloide wie Stachydrin, Saponine

ℹ Wir geben die leicht nussigen Microgreens von Alfalfa gern über Salate, zu Humus und auf Brote.

Bitte beachten

Der Konsum sehr großer Mengen von Alfalfa kann Symptome einer chronisch-entzündlichen Bindegewebserkrankung (der Autoimmunkrankheit SLE = systemischer Lupus erythematodes) oder eine vorübergehende besondere Form der Blutarmut, Panzytopenie genannt, hervorrufen. Menschen mit SLE sollten Alfalfa nur in geringen Mengen konsumieren.

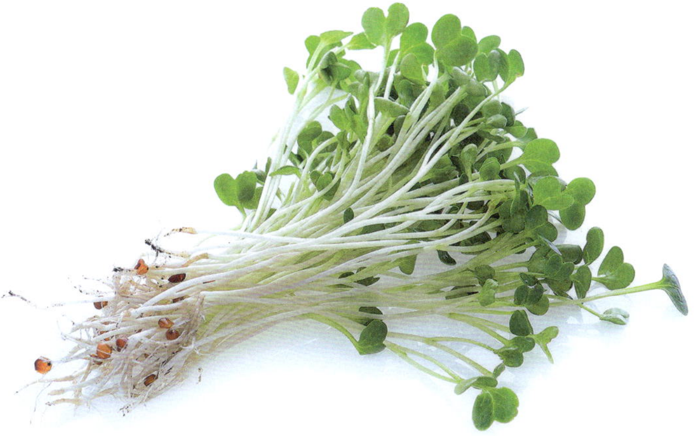

Basilikum

Pflanzenfamilie	Lippenblütler
lat. Name	Ocimum basilicum
Anbau	anspruchsvoll
Möglichkeiten	Microgreens
Besonderheiten	Lichtkeimer, die kälteempfindlichen Samen keimen erst bei ca. 15 Grad. Schleimhaltige Samen säen Sie mit Abstand.

Woher unser Basilikum ursprünglich kommt, konnte noch nicht eindeutig geklärt werden. Da alle seine nahen Verwandten aus Afrika stammen, ist es naheliegend, dass er afrikanischen Ursprungs ist. Von dort aus dürfte er sich mit den alten Ägyptern und Griechen verbreitet haben, die ihn als Heilpflanze und Aphrodisiakum geschätzt und verehrt haben.

Im späten Mittelalter wandten Heilkundige auch in Deutschland Basilikum an, z. B. bei Verdauungsbeschwerden, Entzündungen der Lunge, des Magens oder der Blase, zur Stärkung von Herz und Gehirn sowie als Gurgelmittel bei Mandel- oder Rachenentzündung.

Viele dieser Indikationen werden bis heute beibehalten, auch wenn Basilikum meist nur als Verdauungstonikum bei Blähungen, Völlegefühl oder Appetitlosigkeit angesehen wird. Wir schätzen ihn auch als beruhigendes Mittel bei Nervosität und als Wecker von Lebenslust, Appetit und Libido.

Ergebnisse aus der Grundlagenforschung zeigen, dass Basilikum die Heilung von Geschwüren des Magens oder Dünndarms fördert. Diese Eigenschaften dürften auch Menschen, die an einer Entzündungen der Magenschleimhaut leiden, zugutekommen. Seine lindernde Wirkung bei Bauchschmerzen wird mit seinem ätherischen Öl Linalool in Verbindung gebracht.

Heilkräftige Stoffe in Basilikum-Microgreens

Vitamine: A, C
Farbstoffe und Polyphenole: Flavonoide
Sonstige pflanzliche Wirkstoffe: ätherische Öle mit Linalool, Eugenol und Cineol, Gerbstoffe

ⓘ Zu italienischen Pastagerichten finden wir diese Microgreens sehr lecker, als Pesto oder einfach zu Oliven, Fetakäse, Olivenöl und Weißbrot.

Bitte beachten

Aufgrund des Estragolgehalts nicht in Schwangerschaft oder Stillzeit verzehren. Verschiedene Basilikumsorten eignen sich für Microgreens, unter anderem das süße Basilikum (var. basilicum), Thaibasilikum (var. thyrsiflorum), das rote Basilikum (var. purpurascens), Zimtbasilikum (var. cinnamomum) und Zitronenbasilikum (var. citriodora).

Wenn Sie Basilikum-Microgreens unter zehn Grad lagern, werden die Blätter schwarz.

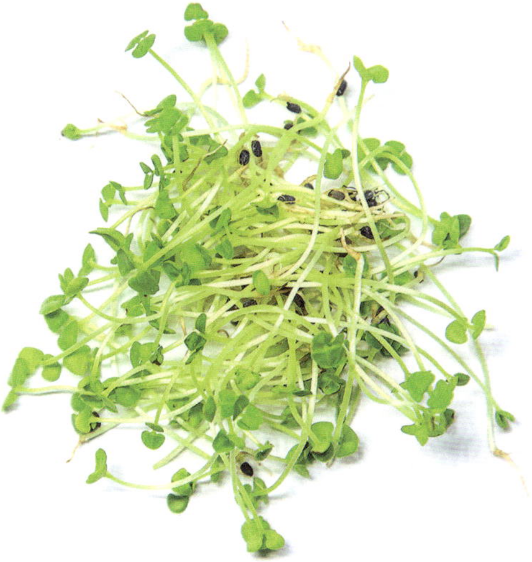

Bockshornklee

Pflanzenfamilie	Hülsenfrüchte
lat. Name	Trigonella foenum-graecum
Anbau	leicht
Möglichkeiten	Microgreens, Sprossen
Besonderheiten	Vor dem Anbau acht Stunden einweichen.

Im nordrhein-westfälischen Neuss roch es in der Nacht zum 11. Juni 2013 sehr würzig. Schuld daran war ein harmloser Chemieunfall, bei dem mehrere Kilogramm des Aromastoffes Sotolon verdampften. Manchen erinnerte der Geruch an die Würzsauce Maggi, Sotolon verleiht dieser seinen kräftigen fleischigen Umamigeschmack.

Auch in vielen Pflanzen finden wir Sotolon, z. B. im Liebstöckel und besonders viel im Bockshornklee. Deshalb ist Letzterer in vielen Gebieten der Erde als Gewürz beliebt: Er findet sich in türkischen, bengalischen oder indischen Gewürzmischungen (Curry) und – wie z. B. in Südtirol – als Käse- oder Brotgewürz.

Sotolon wirkt appetitanregend, hat aber sonst keine bekannte gesundheitliche Wirkung. Da es unseren Organismus – durch Schweiß oder Urin – relativ unverändert verlässt, kann der Körper kurzzeitig nach dem Konsum hoher Mengen Bockshornklee nach Ahornsirup riechen.

Die Pflanzenheilkunde empfiehlt seinen Samen bei verschiedenen Erkrankungen, sie werden zur Stärkung der Lunge, der Leber und des Verdauungstraktes eingesetzt. Eine kräftigende Wirkung hat der Bockshornklee durch seinen Effekt auf den Testosteronhaushalt auch auf die Muskulatur, weshalb er bei Erschöpfung und als grünes Anabolikum zum Muskelaufbau eingesetzt wird.

Heilkräftige Stoffe in Bockshornklee-Microgreens

Wichtige Mineralien: Eisen, Mangan, Phosphor, Selen

Vitamine: A, B_1, B_2, B_3, B_6, Folsäure, C

Farbstoffe und Polyphenole: Flavonoide

Besondere Aminosäuren: alle essentiellen Aminosäuren

Lipide (Fettsäuren u. Ä.): Cholesterol, Sitosterol

Sonstige pflanzliche Wirkstoffe: Bitterstoffe, Schleim- und Ballaststoffe, Kumarine wie Scopoletin, Alkaloide wie Trigonellin, Saponine wie Graecunin

ⓘ Das herbe, leicht bittere Bockshorngrün zählt zu unseren Lieblingsmicrogreens! Es passt zu gehaltvollen Mahlzeiten und gibt indischen Gerichten, Linsensuppen oder Eintöpfen eine würzige Note. Besonders gut schmeckt es zu Geräuchertem wie Räucherlachs oder zu geräuchertem Tofu.

Bitte beachten

Bockshornklee sollte nicht in der Schwangerschaft und nicht von Menschen mit hormonsensitiven Krebsarten genossen werden. Zudem kann sein Konsum zu Wechselwirkungen mit Diabetesmedikamenten und blutverdünnenden Medikamenten führen.

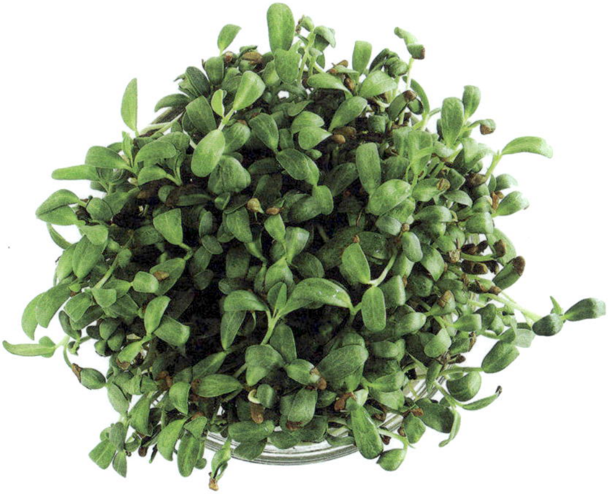

Brokkoli

Pflanzenfamilie	Kreuzblütler
lat. Name	Brassica oleracea var. italica
Anbau	leicht
Möglichkeiten	Microgreens, Sprossen, Kresse
Besonderheiten	Für den Anbau im Kressesieb oder Sprossenglas zehn Stunden einweichen.

Haben Sie oft Blüten in Ihrem Essen, z. B. als Deko von Salaten? Blüten können jedoch mehr als eine farbige Zierde sein, etwa die Blume des Brokkoli. Das, was wir als Brokkoli kaufen, sind die noch geschlossenen Blüten an ihren Stielen. Das Blütengemüse war zunächst nur in Italien bekannt, mittlerweile gehört es zu den am häufigsten verzehrten Gemüsesorten weltweit.

Auch die Sprossen und Microgreens werden aufgrund ihrer gesundheitlichen Wirkung immer beliebter: Sie können Entzündungen und die Gewichtszunahme hemmen, fangen freie Radikale ab und stärken die Immunantwort und Krebsabwehr.

Hinter vielen dieser Effekte stecken die charakteristischen Senföle des Brokkoli wie Sulphoraphan, das Tierversuchen zufolge auch die Alterung unserer Zellen – insbesondere jener des Gehirns –, verlangsamen könnte. Wirksame Farbstoffe wie Kämpferol ergänzen die Senföle, sie sollen unter anderem den Blutdruck senken, Ängste lösen, Entzündungen hemmen und ebenfalls beim Fettabbau helfen.

Heilkräftige Stoffe in Brokkoli-Microgreens

Wichtige Mineralien: Eisen, Kalium, Kalzium, Natrium, Phosphor, Zink

Vitamine: A, B_1, B_2, B_3, B_6, Folsäure, C, E, K

Farbstoffe u. Polyphenole: Karotinoide, Flavonoide wie Kämpferol

Sonstige pflanzliche Wirkstoffe: Senföle wie Sulphoraphan, Ballaststoffe

ⓘ Wir lieben das Pesto aus Brokkoli-Microgreens, Walnüssen und Pecorino: Es passt sehr gut zu Ofengemüse oder Pastagerichten.

Bitte beachten

Im Handel sind neben gewöhnlichen Brokkolisorten, auch Brokkoletti genannt, die Samen von Brokkoli Calabrese erhältlich. Auch diese eignen sich als Microgreens, es gibt besonders sulphoraphanreiches Saatgut wie z. B. „Brokkolisamen Sulfoforte Bio".

Buchweizen

Pflanzenfamilie	Knöterichgewächse
lat. Name	Fagopyrum esculentum
Anbau	leicht
Möglichkeiten	Microgreens
Besonderheiten	Vor der Aussaat zwei Stunden einweichen.

Wir sind nicht die Ersten, die auf die Idee kommen, Buchweizen anzubauen. Ausgrabungen nördlich des Schwarzen Meeres legen nahe, dass Menschen die zur Familie der Knöterichgewächse zählenden Pflanzen schon mindestens seit über 6000 Jahren zum Verzehr anbauen.

In vielen Regionen war die Pflanze schon immer ein Segen, denn sie liefert selbst auf unfruchtbaren, öden Böden Ertrag. Der Anbau hierzulande ist seit dem Mittelalter dokumentiert, mit der Einführung der Kartoffel ging er aber stark zurück. Heute ist Buchweizen vor allem bei Menschen mit vegetarischer oder veganer Ernährungsweise beliebt, da er einen hohen Eiweißgehalt und alle essentiellen Aminosäuren aufweist. Aber auch andere greifen immer öfter zu Buchweizenkörnern, da sie eine schmackhafte und glutenfreie Alternative zu vielen Getreidesorten sind.

Vielleicht haben Sie die Körner selbst schon einmal zubereitet und dabei beobachtet, wie sich das Kochwasser rötlich färbt? Das liegt an den Farbstoffen des Buchweizens, die wir auch in den Microgreens finden. Dazu zählt z. B. das Flavonoid Rutin, das wir auch im roten Weinlaub finden, dessen Anwendung sich bei Venenschwäche bewährt hat. Auch Buchweizen ist eine alte Venenheilpflanze, die bei müden Beinen, Krampfadern oder venenbedingten Wasseransammlungen im Gewebe empfohlen wird. Die verschiedenen Inhaltsstoffe kräftigen die Venenwand, dichten die Gefäße ab und fördern die Fließfähigkeit des Blutes. Damit kann Buchweizen auch durchblutungsfördernd wirken: Der Verzehr von Microgreens wird zur Anregung der Gehirndurchblutung und Menschen mit Atherosklerose oder Bluthochdruck empfohlen.

Der Farbstoff Fagopyrin ähnelt dem antidepressiven Hypericin, das Sie vielleicht aus dem Johanniskraut kennen. Fagopyrin hat auch eine ähnliche Wirkung, weshalb wir auch in unserer Praxis bei depressiver Verstimmung zum Verzehr der nussigen Microgreens raten.

Besonders ist der hohe Gehalt an organisch gebundener Kieselsäure in den Buchweizen-Microgreens: Ein wertvoller Stoff für unsere Bindegewebe, er fördert dessen Entgiftung und den Aufbau bindegewebiger Strukturen wie Knochen oder Knorpel.

Der hohe Nährwert seiner Samen – und damit auch der Microgreens – macht Buchweizen zu einer beliebten Krankenkost, die Kranke und Geschwächte wieder auf die Beine bringt. Die Pflanzenheilkunde setzt das getrocknete Kraut des Buchweizens ein, es wird als Tee unter anderem bei Schwindel, Gedächtnis- oder Durchblutungsstörungen und Erkrankungen der Venen und Arterien empfohlen.

Heilkräftige Stoffe in Buchweizen-Microgreens

Wichtige Mineralien: Eisen, Kieselsäure, Phosphor, Selen, Zink
Vitamine: B_1, B_2, B_3, C, E
Farbstoffe und Polyphenole: Fagopyrin, Rutin
Besondere Aminosäuren: alle essentiellen Aminosäuren
Lipide (Fettsäuren u. Ä.): Betasitosterol
Sonstige pflanzliche Wirkstoffe: Chlorogensäure

i Das erfrischende Buchweizengrün finden wir z. B. klasse auf einem Butterbrot oder auf Salaten.

Erbse

Pflanzenfamilie	Hülsenfrüchte
lat. Name	Pisum sativum
Anbau	leicht
Möglichkeiten	Microgreens
Besonderheiten	Vor der Aussaat zwölf Stunden einweichen, vor dem fünften Tag nicht ernten.

Der Biss in Erbsen-Microgreens, das Erbsengrün, ist ein besonderes Erlebnis, denn die kleinen Gewächse sind knackig und süß und erinnern an Zuckererbsen. Damit hätten die Microgreens sicher am Hof des französischen Sonnenkönigs Ludwig XIV. für Furore gesorgt. Dort hatte die adelige Gesellschaft Ende des 17. Jahrhunderts gerade den Konsum von genießbaren grünen Erbsen entdeckt, die adelige Frau von Maintenon schwärmte: „Die grünen Erbsen bilden fortwährend den Hauptgegenstand aller Unterhaltung. Die Ungeduld, welche zu essen, das Vergnügen und der Triumph, schon welche gegessen zu haben, und die Freude, sie bald wieder zu essen, sind die drei Punkte, um die sich seit vier Tagen alle Gespräche drehen.“

Nicht nur der Geschmack und die Form der grünen Perlen sollen für Begeisterung gesorgt haben, sondern natürlich auch ihr Ruf, die Libido anzuregen und damit die für den höfischen Klatsch und Tratsch wichtigen Liebeleien. Erbsen gelten schon lange – wie viele andere schnell wachsende und reichlich nahrhafte Samen bildende Pflanzen – als ein Symbol für Fruchtbarkeit. Ihre Vitalität versuchte man laut dem Handbuch des deutschen Aberglaubens auf vielerlei Weise auf das zu übertragen, was gedeihen und sich vermehren sollte. Man trug Erbsen am Leibe, warf sie auf Obstbäume, gab sie Tieren zu fressen oder ließ sie über das Brautpaar regnen. Ob derlei Methoden hilfreich sind, wagen wir zu bezweifeln.

Fest steht jedoch, dass der Konsum von Erbsen oder deren Microgreens die Lebenskräfte weckt. Das könnte auch Auswirkungen auf unser Sexualleben haben, Erbsen enthalten reichlich die essentielle Aminosäure Phenylalanin. Diese ist an der Produktion vieler Botenstoffe beteiligt, die für unsere Vitalität unerlässlich sind, dazu zählt z. B. das aphrodisierend wirkende Phenethylamin. Der Libido dienlich sind sicherlich auch die B-Vitamine, diese helfen gegen Energielosigkeit und bei der Produktion von Testosteron.

Nährend wirkt neben den vielen Eiweißen von Erbsengrün auch der hohe Gehalt an Eisen, 100 Gramm Erbsen-Microgreens decken zudem 50 Prozent des täglichen Vitamin-C-Bedarfs. Daneben sind sie kalorienarm und reich an wertvollen Ballaststoffen.

Heilkräftige Stoffe in Erbsen-Microgreens

Wichtige Mineralien: Kalium, Kalzium, Magnesium, Zink
Vitamine: A, B_1, B_2, B_6, C, E, Folsäure
Besondere Aminosäuren: Phenylalanin
Sonstige pflanzliche Wirkstoffe: Ballaststoffe

ⓘ Erbsengrün passt mit seinem frischen, knackigen Biss besonders gut zu Salaten. Wir lieben die Microgreens auch als Topping von Thaisuppen, Currys, Omelette oder Broten. Kinder essen sie gern einfach so. Erbsengrün sieht gegenüber vielen anderen Microgreens auch nach ein paar Stunden bei Zimmertemperatur immer noch frisch aus. Es eignet sich daher prima für Lunchboxen und verleiht auch Smoothies einen tollen Geschmack.

Fenchel

Pflanzenfamilie	Doldenblütler
lat. Name	Foeniculum vulgare (var. dulce)
Anbau	anspruchsvoll
Möglichkeiten	Microgreens
Besonderheiten	Samen zwölf Stunden einweichen, mit Erde bedeckt keimen lassen.

Alle antiken Kulturen rund um das Mittelmeer, seinem natürlichen Verbreitungsgebiet, schätzten die Heilwirkungen des Fenchels, so auch die Römer, Griechen und Ägypter. Die Gründe, warum sie den Samen oder das Kraut des bis zu zwei Meter hohen imposanten Doldenblütlers einsetzten, waren ähnliche: Man gab sie bei Augenleiden, Husten, Verdauungsbeschwerden und Stillenden zur Milchbildung sowie den Schwachen zur Kräftigung.

Kräftigen dürfte der Fenchel vor allem über eine Anregung des Appetits, wir Naturheilkundler sehen einen gesunden Appetit als Zeichen von Vitalität und Lebenslust. Heute ist Fenchel nicht nur ein gern gegessenes Gemüse, sondern auch eine beliebte Heilpflanze, die wir bei Infekten der Atemwege, Blähungen, Durchfällen, Völlegefühl und Bauchschmerzen anwenden.

Die Pflanzenheilkunde setzt vor allem die Früchte ein, heilkräftig sind jedoch auch andere Teile der Pflanze, so auch unsere Microgreens. Diese empfehlen wir unter anderem bei depressiver Verstimmung, da sie stimmungsaufhellend wirken kann.

Heilkräftige Stoffe in Fenchel-Microgreens

Farbstoffe und Polyphenole: Flavonoide wie Quercetin und Kämpferol

Lipide (Fettsäuren u. Ä.): Sterine, ungesättigte Fettsäuren

Sonstige pflanzliche Wirkstoffe: ätherische Öle wie Limonen, Estragol, Kampfer und Kumarine wie Bergapten

ⓘ Fenchel-Microgreens passen wunderbar zu mediterranen Gerichten, z. B. auf gedünstetem Fenchel mit reichlich Olivenöl oder zu Tomaten mit Mozzarella.

Grünkohl

Pflanzenfamilie	Kreuzblütler
lat. Name	Brassica oleracea var. sabellica
Anbau	leicht
Möglichkeiten	Microgreens, Sprossen, Kresse
Besonderheiten	Vor der Aussaat sechs Stunden einweichen.

Der Wildkohl Brassica oleracea begegnet uns gleich mehrfach in diesem Buch, jedoch nicht in seiner eigentlichen Gestalt, denn diese finden wir hierzulande nur noch auf Helgoland. Aus dem Wildkohl züchteten Menschen im Laufe der letzten Jahrhunderte verschiedene Gemüse, darunter neben Brokkoli, Kohlrabi und Rotkohl auch den Grünkohl.

Schon im antiken Griechenland war Grünkohl beliebt und in Mitteleuropa spätestens seit der frühen Neuzeit Teil der Volksheilkunde. In Norddeutschland ist er wichtiger Bestandteil der geselligen Kohlfahrt oder Grünkohlwanderung, bei der das gemeinsame Grünkohlessen einen Ausflug in die Natur abschließt. Auch heute gilt er wieder als sehr gesund und findet sich in Smoothies, Backwaren, Snacks, Chips und anderen zeitgemäßen Gerichten.

Er ist ein wertvolles Gemüse für die Zukunft, denn er ist nicht besonders anspruchsvoll, und kann besser als andere Nahrungspflanzen dem Klimawandel geschuldeten Temperaturextremen trotzen. Heilkräftig sind vor allem seine schwefelhaltigen Senföle und dic vielen antioxidativen Stoffe, die unter anderem das Immunsystem, die Zellverjüngung und den Fettstoffwechsel unterstützen.

Grünkohl ist zudem eine gute Quelle für Kalzium und Eisen, die Pflanze bietet beide nicht nur reichlich, sondern auch in einer Form, die wir gut aufnehmen können. In der Grundlagenforschung zeigte Grünkohl auch krebshemmende Eigenschaften.

Heilkräftige Stoffe in Grünkohl-Microgreens

Wichtige Mineralien: Eisen, Kalium, Kalzium, Magnesium, Mangan, Phosphor, Schwefel

Vitamine: B_1, B_2, B_3, B_5, B_6, Folsäure, C, E, K

Farbstoffe und Polyphenole: Karotinoide, Flavonoide wie Kämpferol, Chlorophyll

Sonstige pflanzliche Wirkstoffe: Cholin, Senföle, Ballaststoffe

i Inspiriert von den norddeutschen Kohlfahrten essen wir Grünkohl-Microgreens gerne zu Geräuchertem.

Kapuzinerkresse

Pflanzenfamilie	Kapuzinerkressengewächse
lat. Name	Tropaelum majus
Anbau	leicht
Möglichkeiten	Microgreens

Südamerika ist das Heimatland der verschiedenen Kapuzinerkressen, die – meist kriechend oder kletternd – vom Regenwald bis in die hohen Anden vorkommen. Bei uns ist vor allem die große Kapuzinerkresse (Tropaelum majus) bekannt, Schiffe brachten die Pflanze 1684 von Peru nach Europa, dort ist sie mittlerweile eine der beliebtesten Zierpflanzen.

In ihrem Heimatland war die Kapuzinerkresse eine wichtige Heilpflanze, die z. B. zur Behandlung von infizierten Wunden eingesetzt wurde. Dass dies hilfreich sein kann, ist durchaus plausibel. Heute wissen wir aus Studien vieles über die antibakteriellen Wirkungen der enthaltenen Senföle, die etwa bei Bronchitis oder Blasenentzündungen zum Einsatz kommen.

In der europäischen Volksheilkunde wurden die frischen Blätter der Kapuzinerkresse zur Blutreinigung und bei der Vitamin-C-Mangelkrankheit Skorbut empfohlen, beachtliche 300 Milligramm Vitamin C enthalten 100 Gramm Frischgewicht der Pflanze.

Heilkräftige Stoffe in Kapuzinerkresse-Microgreens

Vitamine: C

Farbstoffe und Polyphenole: Flavonoide

Sonstige pflanzliche Wirkstoffe: Senföle, Chlorogensäure

i Wir lieben die leicht scharfen Microgreens der Kapuzinerkresse in Salaten. Wenn sich eine Erkältung anbahnt, geben wir sie reichlich in einen Smoothie.

Bitte beachten
Vor dem Verzehr klein schneiden, das fördert die enzymatische Aktivierung vieler Senföle.

Nicht anwenden bei Magen- oder Darmgeschwüren sowie Nierenerkrankungen.

Kichererbse

Pflanzenfamilie	Hülsenfrüchte
lat. Name	Cicer arietinum
Anbau	leicht
Möglichkeiten	Microgreens, Sprossen
Besonderheiten	Vor der Aussaat zwölf Stunden einweichen, in den ersten fünf Tagen nicht verzehren.

Nein, sie kichern nicht – die Kichererbsen. Unser lustiger deutscher Name für die ursprünglich im Himalaya beheimatete Hülsenfrucht entstammt der lateinischen Bezeichnung cicer, was „Erbse“ bedeutet. Aus dem römischen cicer wurde mit der Zeit „Kicher“, und so nennen wir die vor allem in der mediterranen und arabischen Küche beliebte Nutzpflanze eigentlich „Erbsenerbsen“, was schon ein wenig zum Kichern veranlassen könnte.

Die Pflanze mag es heiß und trocken, weshalb sie in subtropischen Gebieten angebaut wird und dort ein wichtiges Grundnahrungsmittel ist. Wahrscheinlich kennen Sie Falafel und Hummus, zwei bekannte Gerichte aus Kichererbsen.

Die Kichererbse nährt nicht nur, sie ist auch wegen ihrer gesundheitlichen Wirkung bekannt. Schon der deutsche Arzt und Botaniker Hieronymus Bock (1498-1554) erwähnte im 16. Jahrhundert Kichererbsen als Arzneimittel. Die moderne Forschung zeigt, dass sich ihr Verzehr positiv auf Blutzucker- und Blutfettwerte auswirkt. Darum sind Kichererbsen bei Figur- und Gesundheitsbewussten und Menschen mit Diabetes beliebt.

Bemerkenswert ist ihr hoher Anteil an Ballaststoffen, mit 100 Gramm Kichererbsen nehmen Sie 15 Gramm der Pflanzenfasern zu sich – und damit schon die Hälfte der täglich empfohlenen Menge. Ballaststoffe regen unter anderem unsere Verdauung an, nähren nützliche Darmkeime und können das Darmkrebsrisiko senken. Diese Effekte werden auch den Microgreens von Kichererbsen zugeschrieben.

Während des Wachstums bilden sie zusätzlich noch Isoflavone, die aufgrund ihrer Wirkung auch als Phytoöstrogene bezeichnet werden. Isoflavone regulieren den Östrogenhaushalt und können dadurch unter anderem menstruationsbedingte oder klimakterische Beschwerden, Osteoporose und erhöhte Blutfettwerte lindern. Laut der traditionellen chinesischen Medizin beruhigen Kichererbsen den Geist und werden bei Reizbarkeit oder Depressionen empfohlen.

Heilkräftige Stoffe in Kichererbsen-Microgreens

Wichtige Mineralien: Eisen, Kalium, Magnesium, Mangan, Phosphor, Selen, Zink

Vitamine: A, B_1, B_2, B_3, B_5, B_6, Folsäure, C, E

Farbstoffe und Polyphenole: Isoflavone

Besondere Aminosäuren: alle essentiellen Aminosäuren wie Tryptophan, Tyrosin

Sonstige pflanzliche Wirkstoffe: Ballaststoffe

ⓘ Wir schätzen Kichererbsen-Microgreens als gehaltvolle Ergänzung zu Gemüsepfannen, Currys und Eintöpfen.

Knoblauch-Schnittlauch (Knolau)

Pflanzenfamilie	Lauchgewächse
lat. Name	Allium tuberosum
Anbau	leicht
Möglichkeiten	Microgreens

In asiatischen Ländern ist der Knoblauch-Schnittlauch (kurz Knolau, Synonyme: chinesischer Schnittlauch, Schnittknoblauch, Pak Gui Chai oder Thai Soi) fester Bestandteil der traditionellen Küche. Er wird kurz blanchiert oder ähnlich wie Schnittlauch als Topping verwendet.

Nicht nur sein Geschmack erinnert an Knoblauch, sondern auch seine Inhaltsstoffe. Der bekannte Stoff Allicin ist z. B. für die antibakterielle, antivirale, antidiabetische und krebswidrige Wirkung verantwortlich. Neuere Studien zeigen, dass seine Inhaltsstoffe auch Leberzellen schützen, hohe Cholesterinwerte senken und antidiabetisch wirken können.

Knolau wird in Asien traditionell als Heilmittel ähnlich wie Knoblauch angewandt, z. B. bei Bauchschmerzen, Stress, Infekten, Durchfall, Asthma und zur Förderung von Verdauung und Potenz. Die traditionelle chinesische Medizin verwendet Knolau bei der sogenannten Yangschwäche, die sich durch sexuelle Unlust, Energielosigkeit und schnelles Frieren zeigen kann.

Heilkräftige Stoffe in Knolau-Microgreens

Wichtige Mineralien: Eisen, Kalzium, Magnesium, Phosphor, Schwefel

Vitamine: A, B_1, B_2, B_3, B_5, B_6, Folsäure, C, E

Farbstoffe u. Polyphenole: Flavonoide wie Kämpferol, Karotinoide

Besondere Aminosäuren: Allicin

Sonstige pflanzliche Wirkstoffe: Saponine wie Tuberosid, ätherische Öle, Senföle, Ballaststoffe

ⓘ Junges Knolaugrün geben wir uns an kalten Wintertagen gerne auf das Brot, zu Eintöpfen oder schwer verdaulichen Speisen.

Bitte beachten

Vor dem Verzehr klein schneiden, das fördert die enzymatische Aktivierung vieler Senföle. Auch wenn die Pflanze nach Knoblauch schmeckt, Sie brauchen bei Knolau keine Angst vor Mundgeruch zu haben.

Wer regelmäßig Knolau konsumieren möchte und Medikamente einnimmt, die den Blutdruck oder die Blutgerinnung regulieren, sollte zuvor ärztlichen Rat einholen. Es ist denkbar, dass die Wirkstoffe des Knoblauch-Schnittlauchs die Medikamentenwirkung beeinflussen.

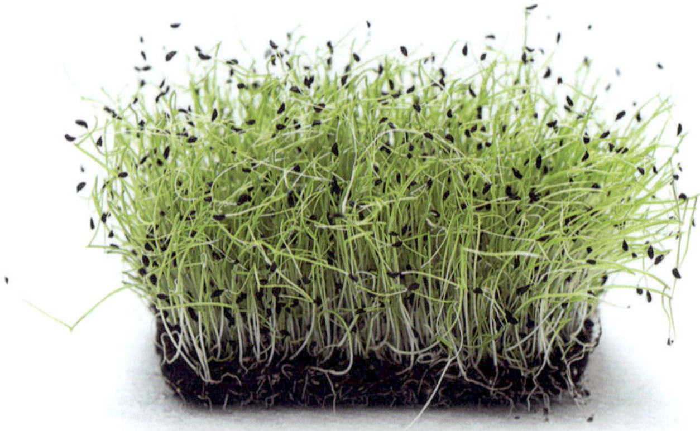

Koriander

Pflanzenfamilie	Doldenblütler
lat. Name	Coriandrum sativum
Anbau	anspruchsvoll
Möglichkeiten	Microgreens
Besonderheiten	Samen zwölf Stunden einweichen, mit Erde bedeckt keimen lassen. In der ersten Woche kein direktes Sonnenlicht.

Vielleicht kennen Sie Koriander als Gewürz für Backwaren, dafür werden seine Samen gerne verwendet. In der asiatischen Küche ist auch sein frisches Kraut beliebt. Koriander ist eines der ältesten Gewürze, über seine Anwendung berichten bereits alte indische Sanskrittexte sowie das Alte Testament, in dem wir Koriander als Passahgewürz finden.

Die Expansion des römischen Imperiums machte Koriander auch in Mittel- und Nordeuropa als Gewürz und Heilpflanze bekannt, die bis heute unter anderem bei Augenerkrankungen, Appetitlosigkeit, Verdauungsbeschwerden, Blähungen und Nahrungsunverträglichkeiten empfohlen wird.

Indische Heilkundige setzten Koriander auch bei Husten, Brustschmerzen, Blasenleiden und Fieber ein. Im Iran ist die Anwendung von Koriandergrün bei Rheuma, Schlafstörungen und Ängsten gebräuchlich, die aufgrund des schmerzstillenden, angstlösenden und beruhigenden Bestandteils Linalool auch plausibel scheint. In jüngster Zeit ist Koriander als Entgiftungsmittel populär geworden, das die Ausscheidung von Umweltgiften und Schwermetallen wie Quecksilber aus dem Körper fördern soll.

Koriander wirkt krampflösend und regt die Gallentätigkeit und damit die Cholesterolausscheidung an, was die Blutfettwerte verbessern kann. Tierversuchen zufolge senken seine Wirkstoffe auch die Progesteronwerte im Blut, das könnte den in Südamerika gebräuchlichen Einsatz bei Menstruationsbeschwerden erklären.

Heilkräftige Stoffe in Koriander-Microgreens

Wichtige Mineralien: Magnesium, Phosphor, Schwefel
Vitamine: A, B_1, B_3, C, E, K
Farbstoffe und Polyphenole: Flavonoide, Karotinoide
Lipide (Fettsäuren u. Ä.): Linolensäure
Sonstige pflanzliche Wirkstoffe: ätherisches Öl mit Linalool, Kampfer oder Pinen, Kumarine

ⓘ Sehr gut finden wir Quark mit Koriander-Microgreens zu Kartoffeln oder auf Vollkornbrot und über persischen Gerichten.

Bitte beachten

Wenn Sie zu den Menschen zählen, die den leicht wanzenartigen Geruch von Koriandersamen nicht mögen, finden Sie wahrscheinlich auch keinen Gefallen an den daraus gezogenen Microgreens.

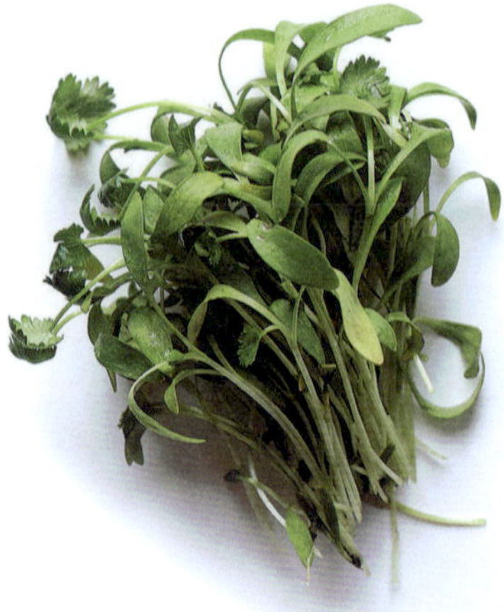

Kresse

Pflanzenfamilie	Kreuzblütler
lat. Name	Lepidium sativum
Anbau	leicht
Möglichkeiten	Microgreens, Kresse
Besonderheiten	Lichtkeimer

Unsere Gartenkresse ist wohl das bekannteste grüne Nahrungsergänzungsmittel, das direkt am Küchentisch angebaut und geerntet werden kann. Sie versorgt uns vor allem im Winter mit wertvollen Vitalstoffen, wenn erntefrische Lebensmittel Mangelware sind.

Die römische, griechische und arabische Pflanzenheilkunde schätzt die Kresse schon lange, sie wurde unter anderem bei Wurmbefall und zur Stärkung von Appetit sowie der Libido als Aphrodisiakum empfohlen. Besonders angetan von den schnell keimenden und leckeren Keimlingen war Karl der Große (747/748–814). Er ordnete den Kresseanbau per Gesetz an und war anscheinend nicht der erste Herrscher, der Gefallen an der Pflanze fand: Ihr Samen wurde bereits in Pharaonengräbern entdeckt.

Heute spielt die Kresse als Heilpflanze vor allem in Indien eine wichtige Rolle, ihre Samen sollen die Menstruation, die Milch- und Blutbildung fördern. Die moderne Grundlagenforschung belegte die antioxidativen, blutdrucksenkenden, antidiabetischen, schmerzstillenden, entzündungshemmenden und antibakteriellen Eigenschaften. Zudem lieferte sie in Tierversuchen interessante Ergebnisse bei Durchfällen und hohem Blutdruck.

Heilkräftige Stoffe in Kresse-Microgreens

Wichtige Mineralien: Eisen, Jod, Kalzium, Kobalt, Phosphor, Schwefel

Vitamine: A, B_1, B_2, B_3, B_5, B_6, C

Farbstoffe und Polyphenole: Flavonoide, Karotinoide

Lipide (Fettsäuren u. Ä.): Sterole, Betasitosterol

Sonstige pflanzliche Wirkstoffe: Kumarine, Alkaloide wie Lepidin, Senföle, Ballaststoffe

ⓘ Butterbrot mit Kresse, das ist natürlich unser Favorit. Die scharfen Keimlinge finden wir auch gut zu Fisch – Sushi mit Kresse ist ein tolles Erlebnis –, zu Eierspeisen, Salaten und Käse.

Bitte beachten

Vor dem Verzehr klein schneiden, das fördert die enzymatische Aktivierung vieler Senföle.

Laut der ayurvedischen Medizin sollen Schwangere keine Kresse konsumieren, da sie die Gebärmuttermuskulatur anregen kann. Menschen mit Schilddrüsenunterfunktion sollten ebenfalls nur wenig Kresse essen.

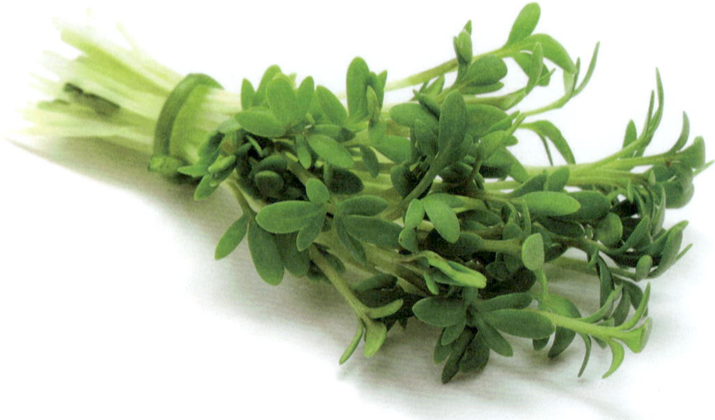

Lein

Pflanzenfamilie	Leingewächse
lat. Name	Linum usitatissimum
Anbau	leicht
Möglichkeiten	Microgreens, Kresse
Besonderheiten	Lichtkeimer, vor der Aussaat sechs Stunden einweichen.

Bis in die Mitte des letzten Jahrhunderts konnte man durchaus noch öfter neben Bauernhäusern ein kleines, blau blühendes Feld entdecken. Der Anbau von Lein (Flachs) war stets eine gute Idee, denn die schon seit der Steinzeit genutzte Pflanze lässt sich überaus vielseitig verwenden. Ihre Fasern liefern Stoff für bequeme Kleidungsstücke, die Samen sind ein wertvolles Lebensmittel. Aus ihnen wird das wertvolle Leinöl gewonnen, das heute einen großen Stellenwert in der gesundheitsbewussten Ernährung hat.

Ebenfalls beliebt sind die Leinsamen, z. B. als Zugabe zu Müsli oder Backwerk oder als regionaler und günstiger Ersatz für Chiasamen. Mit einem Feld Lein neben dem Haus war aber nicht nur für Textilfasern und Lebensmittel gesorgt. Lein zählt zu unseren ältesten Heilpflanzen, deren Wirkungen schon römische Ärzte beschrieben. Die Samen werden bis heute bei Entzündungen der Haut, der Atemwege oder des Magendarmtrakts angewandt und sind ein gutes Mittel bei Verstopfung.

Microgreens aus Lein sind eine wertvolle Quelle für hochwertige Fettsäuren, Ballaststoffe und östrogenartig wirkende Lignane. Diese Vitalstoffe hemmen Entzündungen, oxidativen Stress und regulieren die Blutfettwerte. Sie können bei Erkrankungen des Herz-Kreislauf-Systems, Verdauungsbeschwerden, Diabetes, weiblichen Wechseljahresbeschwerden und bei der Krebsabwehr sowie zur Pflege der Darmflora hilfreich sein.

Heilkräftige Stoffe in Lein-Microgreens

Wichtige Mineralien: Kalzium, Magnesium, Phosphor
Vitamine: B_1, B_2, B_3, B_6, B_7, Folsäure, E, K
Farbstoffe und Polyphenole: Chlorophyll, Flavonoide wie Vitexin und Orientin
Besondere Aminosäuren: die drei essentiellen Aminosäuren Lysin, Methionin, Tryptophan
Lipide (Fetsäuren u. Ä.): Linol- und Linolensäure, Ölsäure
Sonstige pflanzliche Wirkstoffe: Schleimstoffe, blausäurehaltiges Linamarin, Lignane wie Secoisolariciresinol
ⓘ Die nussigen Microgreens von Lein schmecken uns sehr gut in Kräuterquark, auf Kartoffeln, Salaten, Sandwiches oder als Zugabe zu herzhaften Porridges.

Bitte beachten
Nicht mehr als zwei Esslöffel pro Tag verzehren, da Lein-Microgreens Linamarin und andere Stoffe enthalten, die in sehr geringen Mengen giftige Blausäure abspalten können. Menschen mit Diabetes oder Glukoseintoleranz sollten große Mengen besser nicht konsumieren. Während Schwangerschaft und Stillzeit sollten Lein-Microgreens nur nach ärztlicher Rücksprache verwendet werden.

Linse

Pflanzenfamilie	Schmetterlingsblütler
lat. Name	Lens culinaris
Anbau	leicht
Möglichkeiten	Microgreens, Sprossen
Besonderheiten	Vor der Aussaat zwölf Stunden einweichen, in den ersten fünf Tagen nicht verzehren.

Bereits die Jäger und Sammlerinnen der frühen Steinzeit haben die Wildform unserer heutigen Linse gekannt, während der Jungsteinzeit zählte der Schmetterlingsblütler bereits zu den wichtigen Ackerfrüchten. Linsen liefern einen – besonders für die Bevölkerung armer Länder – wichtigen Mix aus Elementen wie Eisen, Selen und Proteinen. Der Verzehr von Linsen oder deren Microgreens nährt jedoch nicht nur, er schützt vor und hilft bei Erkrankungen.

Dafür ist vor allem der hohe Polyphenolgehalt verantwortlich, der den Blutdruck, die Gefäßgesundheit, Blutzucker- und Blutfettwerte verbessern sowie bei Gewichtsabnahme helfen kann. Er fördert die Östrogenbildung, hemmt Entzündungen, oxidativen Stress und Krebswachstum. Die traditionelle chinesische Medizin verwendet Linsen als Kräftigungsmittel bei Burn-out, Nervenschwäche, Blutarmut, herabgesetzter Nierenfunktion und schwacher Verdauung.

Heilkräftige Stoffe in Linsen-Microgreens

Wichtige Mineralien: Eisen, Kalium, Kalzium, Kupfer, Magnesium, Mangan
Vitamine: A, B_1, B_2, B_3, B_5, B_6, Folsäure, C, E
Farbstoffe und Polyphenole: Karotinoide, Flavonoide, Anthocyane, Isoflavone
Besondere Aminosäuren: alle essentiellen Aminosäuren, Globuline
Lipide (Fettsäuren u. Ä.): Phytosterole wie Betasitosterol
Sonstige pflanzliche Wirkstoffe: Saponine, Ballaststoffe
ⓘ Wir werten mit Linsen-Microgreens gerne unsere Salate auf.

Mizuna

Pflanzenfamilie	Kreuzblütler
lat. Name	Brassica rapa var. nipposinica
Anbau	leicht
Möglichkeiten	Microgreens, Sprossen, Kresse

Die Pflanze Rübsen (Brassica rapa), die mit den Rucolasorten verwandt ist, liefert die Grundlage für verschiedene Gemüsezüchtungen. Von ihr stammen z. B. Speiserüben, Chinakohl, Pak Choi und auch Mizuna, Letztere ist seit Jahrhunderten in Japan beliebt und wird zunehmend Teil der internationalen Küche. Besonders geschätzt sind die jungen Blätter in Salaten.

Die Inhaltsstoffe unterstützen das Immunsystem und die Krebsabwehr und sollen die Fließeigenschaften des Blutes, die Sehkraft und Knochendichte verbessern. Das auch als Senfkohl bezeichnete Gemüse ähnelt damit in seiner Wirkung anderen Microgreens der botanischen Familie der Kreuzblütler.

Heilkräftige Stoffe in Mizuna-Microgreens

Wichtige Mineralien: Eisen, Kalium, Kalzium, Schwefel
Vitamine: A, C, K
Farbstoffe und Polyphenole: Flavonoide, Karotinoide
Sonstige pflanzliche Wirkstoffe: Senföle, Ballaststoffe
i Mizuna-Microgreens sorgen in Salaten für Abwechslung und sind eine gute Idee zu Fischgerichten.

Bitte beachten
Vor dem Verzehr klein schneiden, das fördert die enzymatische Aktivierung vieler Senföle.

Mungbohne (oder Mungobohne)

Pflanzenfamilie	Hülsenfrüchte
lat. Name	Vigna radiata
Anbau	leicht
Möglichkeiten	Microgreens, Sprossen
Besonderheiten	Vor der Aussaat sechs Stunden einweichen, in den ersten fünf Tagen nicht verzehren.

Möglicherweise haben Sie schon mehrmals Mungbohnen gegessen, ohne es zu wissen. Denn vieles, was als Sojasprossen angeboten wird, stammt gar nicht von der Soja-, sondern von der Mungbohne. Sie zählt zu den gut verdaulichen Hülsenfrüchten, die keine Blähungen verursachen. Ihr Mehl bietet auch die Grundlage für asiatische Glasnudeln.

In Indien ist sie dank ihres hohen Gehaltes an Proteinen und Vitalstoffen ein wichtiges Grundnahrungsmittel. Die Mungbohne nährt aber nicht nur, sie kann auch heilen: Ihre Wirkstoffe senken erhöhte Blutzucker- und Blutfettwerte, stärken die Darmflora und Krebsabwehr, fangen freie Radikale ab und schützen mit Ballaststoffen, Aminosäuren und dem Farbstoff Vitexin die Leberzellen.

Vitexin scheint auch unsere Fähigkeit zu erhöhen, Hitze auszuhalten. Von besonderem Interesse sind auch spezielle Aminosäureverbindungen der Mungbohne, die ein Enzym hemmen können, das unseren Blutdruck ansteigen lässt. Die chinesische Heilkunde setzt Mungbohnen zudem bei Blähungen, Vergiftungen, Ödemen und Blasenentzündungen ein.

Heilkräftige Stoffe in Mungbohnen-Microgreens

Wichtige Mineralien: Eisen, Kalium , Natrium, Magnesium, Phosphor, Selen
Vitamine: B_1, B_2, B_6, Folsäure, C, E
Farbstoffe und Polyphenole: Karotinoide, Flavonoide wie Vitexin und Rutin
Besondere Aminosäuren: alle essentiellen Aminosäuren, Lysin sowie Eiweiße, die für blutdruckregulierende Effekte im Organismus benötigt werden
Sonstige pflanzliche Wirkstoffe: Ballaststoffe
ⓘ Das süßliche, leicht herbe Mungbohnengrün geben wir gern zu Wokgerichten oder Gemüsepfannen.

Radieschen

Pflanzenfamilie	Kreuzblütler
lat. Name	Raphanus sativus var. sativus
Anbau	leicht
Möglichkeiten	Microgreens, Sprossen
Besonderheiten	Vor der Aussaat sechs Stunden einweichen.

Anders als die anderen Gemüse und Heilpflanzen aus diesem Buch hat das Radieschen erst eine kurze Geschichte, seit dem 16. Jahrhundert wird es kultiviert. Es zählt zu den Rettichsorten, seine Knollen können besonders schnell – oft schon nach drei Wochen – geerntet werden.

In der Volksheilkunde werden Radieschen ähnlich wie Rettich verwendet, also bei Erkältungen, Leber- oder Gallenbeschwerden, Verdauungsbeschwerden und Rheuma. Die Hauptwirkstoffe sind schwefelhaltige Senföle, die unser Immunsystem unterstützen können.

Heilkräftige Stoffe in Radieschen-Microgreens

Wichtige Mineralien: Eisen, Kalium, Kalzium, Magnesium, Natrium, Phosphor, Schwefel,
Vitamine: A, B_1, B_3, C, K
Farbstoffe und Polyphenole: Anthocyane
Sonstige pflanzliche Wirkstoffe: Senföle, Nitrate
ⓘ Wir genießen die scharfen Microgreens der Radieschen gerne zu einer Brotzeit, als Brotaufstrich oder Kräuterquark verarbeitet.

Bitte beachten
Vor dem Verzehr klein schneiden, das fördert die enzymatische Aktivierung vieler Senföle.

Rettich (Daikon-Rettich)

Pflanzenfamilie	Kreuzblütler
lat. Name	Raphanus sativus var. Longipinnatus
Anbau	leicht
Möglichkeiten	Microgreens, Sprossen, Kresse

Die Volksheilkunde verschiedener Kulturen setzt Rettiche zur Stärkung der Lunge und Leber ein. Traditionelle Rezepte, die z. B. bei Infekten und Husten lindern sollen, sind auch bei uns noch bekannt. Ihre Anwendung erscheint sinnvoll, da Rettiche verschiedenen viralen und bakteriellen Krankheitserregern das Leben schwer machen und schleimlösend wirken können.

Daneben wird der Genuss von Rettichen bei Verstopfung und zur Vorbeugung von Krebserkrankungen, Bluthochdruck und anderen Erkrankungen des Herz-Kreislauf-Systems empfohlen. Als Microgreen ist vor allem der Daikon-Rettich gebräuchlich, der in der asiatischen Küche sehr beliebt und bei uns auch als Winterrettich bekannt ist. Er unterstützt die Wirkung des Immunsystems, der Verdauung und insbesondere der Gallenfunktion.

Heilkräftige Stoffe in Rettich-Microgreens

Wichtige Mineralien: Eisen, Kalium, Kalzium, Magnesium, Schwefel
Vitamine: A, B_1, B_2, B_3, C, K
Farbstoffe und Polyphenole: Flavonoide
Sonstige pflanzliche Wirkstoffe: Senföle
ⓘ Wir lieben den Winterrettich und seine Microgreens, Letztere besonders auf Kohlgerichten, asiatischen Eintöpfen und Suppen.

Bitte beachten
Vor dem Verzehr klein schneiden, das fördert die enzymatische Aktivierung vieler Senföle. Bei Gallensteinen nur nach ärztlicher Rücksprache anwenden.

Rote Bete

Pflanzenfamilie	Fuchsschwanzgewächse
lat. Name	Beta vulgaris subsp. vulgaris
Anbau	leicht
Möglichkeiten	Microgreens, Sprossen
Besonderheiten	Vor der Aussaat sechs Stunden einweichen.

Wenn wir den Ursprung der Roten Bete zurückverfolgen, landen wir an den Küsten des Mittelmeeres. Dort ist die sogenannte Wilde Rübe heimisch, von der neben der Roten Bete auch der Mangold und die Zuckerrübe abstammen. Mit den römischen Heeren kam

die Rote Bete nach Mitteleuropa, diese führten sie nicht nur als Nahrungs-, sondern auch als Heilmittel mit sich, da sie unter anderem bei Fieber hilfreich war. Wahrscheinlich wurden damals vor allem die Blätter der Roten Bete verspeist, die typische Rübenform des Wurzelbereiches ist wohl erst durch spätere Züchtungen entstanden.
Im Spitzensport ist die Rote Bete schon lange nicht mehr nur Geheimtipp als eine natürliche Quelle für Nitrat, das im Körper zu Stickstoffmonoxid (NO) umgewandelt wird (siehe Seite 33), die Muskulatur stärkt und deren Sauerstoffbedarf senkt. Zudem fördert NO die Tätigkeit unseres Abwehrsystems, die Durchblutung und die Blutbildung.
Die traditionelle chinesische Heilkunst kennt Rote Bete auch als Tonikum, insbesondere für Gehirn, Herz, Galle und Leber. Die stark antioxidativen roten Farbstoffe – die Betalaine – gelten als krebswidrig und können unsere Leberzellen schützen.

Der Wirkstoff Betain, der zu den Aminosäurederivaten gehört, wirkt zudem erhöhten Werten der Aminosäure Homocystein im Blut entgegen, die die Gefäße schädigen kann.

Heilkräftige Stoffe in Rote-Bete-Microgreens

Wichtige Mineralien: Eisen, Kalium, Kalzium, Magnesium, Phosphor, Schwefel, Stickstoff, Zink
Vitamine: A, B_1, B_2, B_3, B4, B_5, B_6, C, E
Farbstoffe und Polyphenole: Betalaine, Flavonoide, Karotinoide
Sonstige pflanzliche Wirkstoffe: Nitrat, Oxalsäure, Betain, Ballaststoffe
ⓘ Rote-Bete-Microgreens kommen bei uns reichlich in unsere Smoothies und Salate.

Bitte beachten
Nach dem Genuss von Rote-Bete-Microgreens kann sich kurzzeitig der Urin rot färben, was völlig harmlos ist. Bei Nierensteinen ist jedoch Vorsicht geraten, denn Rote Bete enthält viel Oxalsäure, die in hoher Konzentration die Nieren schädigen kann.

Rotklee

Pflanzenfamilie	Schmetterlingsblütler
lat. Name	Trifolium pratense
Anbau	leicht
Möglichkeiten	Microgreens
Besonderheiten	Vor der Aussaat sechs Stunden einweichen.

Diese Pflanze ist eine Ausnahme. Ansonsten stellen wir in diesem Buch nur Microgreens vor, die sowohl für ihre Verwendung als Heilmittel wie auch als Würz- oder Lebensmittel bekannt sind. Für den Rotklee – auch Wiesenklee genannt – gilt das nicht. Er wurde zwar in Deutschland seit dem späten Mittelalter angebaut, davon gegessen haben Menschen nur selten, wohl aber ihre Tiere. Der hohe Eiweißgehalt macht den rot blühenden Klee zu einem wertvollen Tierfutter.

Als Heilpflanze war der Rotklee zwar schon seit der Antike bekannt, bis auf den Einsatz bei trockenem Husten und Fieber aber nicht sehr gebräuchlich. Das änderte sich, als seine östrogenartig wirksamen Isoflavone entdeckt und seither unter anderem bei klimakterischen Beschwerden der Frau eingesetzt wurden. Laut traditioneller chinesischer Heilkunde stärkt der Rotklee die weibliche Lebensenergie Yin, er wird daher bei Menstruationsbeschwerden, weiblicher Unfruchtbarkeit, aber auch bei Erschöpfung durch Überarbeitung empfohlen.

Heilkräftige Stoffe in Rotklee-Microgreens

Vitamine: B, C, E

Farbstoffe und Polyphenole: Isoflavone wie Daidzein, Formononetin und Genistein

Sonstige pflanzliche Wirkstoffe: ätherische Öle, Gerbstoffe

ⓘ Die leicht nussigen Microgreens von Rotklee essen wir gerne zu Kartoffeln, Leinöl und Quark.

Bitte beachten

Bei Brustkrebs sollte Rotklee nur nach ärztlicher Rücksprache eingenommen werden.

Rotkohl

Pflanzenfamilie	Kreuzblütler
lat. Name	Brassica oleracea var. capitata f. rubra
Anbau	leicht
Möglichkeiten	Microgreens

Kohl ist ein wichtiges Wintergemüse in Mittel- und Nordeuropa. Eine gute Kohlernte war für die Bevölkerung der letzten Jahrhunderte derart wichtig, dass man sich einiges einfallen ließ. Im Böhmerwald liefen z. B. Frauen am Johannistag mit einem Stock drohend durch den Kohlacker und schlugen auch schon mal auf die eine oder andere Pflanze ein. Das sollte die anderen Pflanzen ermahnen, tüchtig zu wachsen.

Unsere Rotkohl-Microgreens brauchen wir nicht zu schlagen, sie wachsen auch ohne Hiebe schnell und kräftig. Kräftig ist auch die Heilwirkung des Rotkohls, die hat mit seiner typischen Färbung zu tun. Dafür sind die entzündungshemmenden Anthocyane verantwortlich, zusammen mit den schwefelhaltigen Bestandteilen sind sie eine gute Wahl bei entzündlichen Erkrankungen, insbesondere der Gelenke. Ursprünglich stammt der Rot- wie auch der Weißkohl vom Meerkohl ab, der bei uns unter Naturschutz steht, und von dem wir noch einige der wenigen wilden Exemplare auf Rügen sehen durften.

Heilkräftige Stoffe in Rotkohl-Microgreens

Wichtige Mineralien: Chlorid, Kalium, Kalzium, Magnesium, Schwefel
Vitamine: B_1, B_2, B_3, B_5, B_6, Folsäure, C, E, K
Farbstoffe und Polyphenole: Anthocyane
Sonstige pflanzliche Wirkstoffe: Senföle wie Indol-3-Carbinol, Ballaststoffe
ⓘ Rotkohl-Microgreens haben wir schon mit Freuden auf Eintöpfen und Suppen genossen.

Bitte beachten

Aufgrund des hohen Vitamin-K-Gehaltes sollten Menschen, die gerinnungshemmende Arzneistoffe der Kumaringruppe – wie Phenprocoumon oder Warfarin – einnehmen, größere Mengen Rotkohl nur nach ärztlicher Rücksprache konsumieren.

Rucola

Pflanzenfamilie	Kreuzblütler
lat. Name	Diplotaxis tenuifolia oder Eruca sativa
Anbau	leicht
Möglichkeiten	Microgreens, Sprossen, Kresse

Die meisten der heute gebräuchlichen Rucolasorten sind rund ums Mittelmeer heimisch, wo sie auch schon lange kultiviert werden. Die Pflanzen brauchen wenig Wasser, das lässt sich gut bei der Wilden Rauke (Diplotaxis tenuifolia) beobachten, die mittlerweile auch bei uns heimisch ist und inmitten der Dürresommer selbst auf heißen städtischen Böden gedeiht.

Daneben werden auch die Blätter der Garten-Senfrauke (Eruca sativa) des Mauer-Doppelsamens (Diplotaxis muralis) als Rucola angebaut. Alle zeichnen sich durch einen scharfen Geschmack aus, der schon im alten Rom geschätzt wurde. Dort servierte man Rucolasalat bisweilen mit Hintergedanken, denn die Blätter galten als Aphrodisiakum. Die Anwendung erscheint hinsichtlich des hohen Gehaltes an Betasitosterol und aufgrund der Stickstoffverbindungen zumindest plausibel, welche die Durchblutung fördern können. Auch der Jodgehalt von Rucola kann die Libido anregen.

Der Trend zur mediterranen Küche machte die Rucolapflanze und ihre Heilwirkungen im letzten Jahrhundert auch bei uns bekannt: Ihre Senföle unterstützen das Immunsystem bei der Abwehr von Krankheitserregern und Krebszellen, ihr Nitrat fördert die Gesundheit des arteriellen Gefäßsystems.

Heilkräftige Stoffe in Rucola-Microgreens

Wichtige Mineralien: Jod, Kalium, Kalzium, Phosphor, Schwefel
Vitamine: A, B_1, B_2, B_3 , Folsäure, C, D, K
Farbstoffe und Polyphenole: Karotinoide, Flavonoide
Lipide (Fettsäuren u. ä.): Betasitosterol, Linolensäure
Sonstige pflanzliche Wirkstoffe: Senföle

ⓘ Wir peppen gerne unsere Salate und Pastagerichte mit Rucola-Microgreens auf.

Bitte beachten
Aufgrund des hohen Jodgehaltes ist Vorsicht bei Schilddrüsenüberfunktion geboten. Hinsichtlich des Vitamin-K-Gehaltes sollten größere Mengen Rucola bei gleichzeitiger Einnahme gerinnungshemmender Arzneistoffe der Kumaringruppe – wie Phenprocoumon oder Warfarin – nur nach ärztlicher Rücksprache konsumiert werden.

Sellerie

Pflanzenfamilie	Doldenblütler
lat. Name	Apium graveolens
Anbau	anspruchsvoll
Möglichkeiten	Microgreens
Besonderheiten	Samen zwölf Stunden einweichen, mit Erde bedeckt keimen lassen.

„Wenn der Mann wüsste, was er vom Sellerie hat, so würde er sich den ganzen Garten damit vollsetzen.“ Solche und ähnliche Aussagen finden wir in alten Kräuterbüchern, die darauf hinweisen, dass die ursprünglich an den salzigen Küsten Europas beheimatete aromatische Gewürz- und Gemüsepflanze als Aphrodisiakum verwendet wurde. Womöglich rechnete mancher damit, dass sie seine Manneskraft nicht nur im hohen Alter, sondern sogar nach dem Tod stärke, denn Sellerie fand sich in mehreren Pharaonengräbern. In der europäischen Volksheilkunde gilt die alte Kulturpflanze als das „Ginseng des Westens“, sie soll nicht nur Männer, sondern auch Frauen stärken.

Besonders hilfreich soll sie bei geistig erschöpften Menschen sein, die zudem nervös und unruhig sind. Die beruhigenden Eigenschaften konnten mittlerweile in der Grundlagenforschung bestätigt werden. Hierbei könnten die Aminosäuren Glutamin- und Aminobuttersäure eine Rolle spielen, die beide die Kommunikation im zentralen Nervensystem fördern. Eine klinische Studie zeigte darüber hinaus die blutzuckersenkende Wirkung von Sellerie.

Seine harntreibenden Eigenschaften nutzen wir in der Heilpflanzenkunde bei Nieren- und Blasenleiden sowie bei rheumatischen Erkrankungen. Microgreens von Sellerie sind auch aufgrund des hohen, basisch wirkenden Mineralgehaltes bei Detoxkuren beliebt.

Heilkräftige Stoffe in Sellerie-Microgreens

Wichtige Mineralien: Kalzium, Magnesium, Phosphor
Vitamine: B, C, E
Farbstoffe und Polyphenole: Flavonoide wie Apiin, Karotinoide
Besondere Aminosäuren: Glutaminsäure, Aminobuttersäure
Lipide (Fettsäuren u. Ä.): Steroide wie Betasitosterol
Sonstige pflanzliche Wirkstoffe: ätherische Öle mit Limonen, Cholin, Kumarine wie Bergapten, Nitrat

i Sellerie-Microgreens überzeugen uns vor allem in Smoothies, besonders lecker finden wir sie auch in Kichererbsensalat oder auf herzhaften Eintöpfen wie Kartoffelsuppe.

Bitte beachten
Bei Microgreens von Sellerie kann es in sehr seltenen Fällen zu allergischen Reaktionen kommen.

Sonnenblume

Pflanzenfamilie	Korbblütler
lat. Name	Helianthus annuus
Anbau	leicht
Möglichkeiten	Microgreens
Besonderheiten	Vor der Aussaat zwölf Stunden einweichen.

Der Ernährungsberater und Buchautor Viktoras Kulvinskas setzt sich seit mehreren Jahrzehnten für eine lebendige Ernährungsweise ein. Je frischer ein Lebensmittel, desto vitaler seine Kräfte, so das Credo des Experten. Es ist also kein Wunder, dass sich Kulvinskas auch schon früh für Sprossen und Microgreens interessierte. Es war seine Idee, dafür Sonnenblumen zu kultivieren und zu essen: Diese bereichern das vielfältige Microgreenangebot, sie haben nicht nur einen erstaunlich leckeren nussigen Geschmack, sondern auch einige Heilkräfte.

Ursprünglich stammt die in der ganzen Welt beliebte Pflanze aus Nord- und Mittelamerika und kam erst im 16. Jahrhundert mit spanischen Seefahrern nach Europa. Dort wurde sie bald als Öllieferant genutzt, aber auch als Heilpflanze eingesetzt. Galt sie in Europa als Fiebermittel, wurde sie in Indien beinahe als Allheilmittel empfohlen, ob bei Durchfall und Beschwerden der Brust, Lunge, Augen oder der Leber. Ob die Sonnenblume bei all den genannten Indikationen wirksam ist, wurde wissenschaftlich noch nicht überprüft.

Fest steht jedoch, dass sie unser Immunsystem unterstützen kann, z. B. mit den entzündungshemmenden Sesquiterpenlactonen und ihren Globulinen, das sind für die Abwehrkraft wichtige Eiweißverbindungen. Daneben wirkt sich die Mischung von Chlorogensäure und Fettsäuren positiv auf Fettstoffwechsel und Gewicht aus, der hohe Tryptophangehalt fördert den Aufbau von Serotonin und damit von guter Stimmung – und darüber hinaus den erholsamen Schlaf.

Heilkräftige Stoffe in Sonnenblumen-Microgreens

Wichtige Mineralien: Kalium, Kalzium, Magnesium, Mangan, Phosphor
Vitamine: B_1, B_2, B_3, B_6
Farbstoffe und Polyphenole: Karotinoide
Besondere Aminosäuren: alle essentiellen Aminosäuren (viel Tryptophan), Globuline
Lipide (Fettsäuren u. Ä.): Ölsäure, Linolsäure, Stearinsäure, Palmitinsäure
Sonstige pflanzl. Wirkstoffe: Chlorogensäure, Sesquiterpenlactone

ⓘ Die kleinen Sonnenblumen sind ein echtes Erlebnis: Sie schmecken angenehm nussig und haben einen tollen Biss. Am liebsten sind sie uns auf Rührei und Salaten.

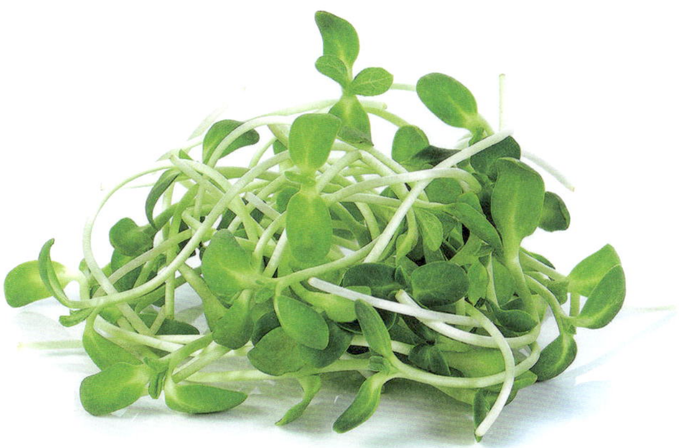

Spinat

Pflanzenfamilie	Fuchsschwanzgewächse
lat. Name	Spinacia oleracea
Anbau	leicht
Möglichkeiten	Microgreens

Zur botanischen Familie der Fuchsschwanzgewächse zählen viele früher gebräuchliche Nahrungspflanzen, z. B. der sogenannte Gute Heinrich (Chenopodium bonus-henricus), die Gartenmelde (Atriplex hortensis) oder der in Siedlungen häufig anzutreffende Weiße Gänsefuß (Chenopodium album). Deren Nutzung wurde durch den verwandten Spinat verdrängt, der in Mitteleuropa seit dem 13. Jahrhundert als Nahrungsmittel bekannter wurde. Deutlich beliebter war und ist Spinat in Asien, dort wird heute noch über 95 Prozent des weltweit angebauten Spinats geerntet.

Als Heilpflanze ist Spinat schon lange in Zentral- und Südwestasien in Gebrauch, wo sie aufgrund ihrer antioxidativen, kühlenden, schmerzstillenden, tonisierenden, entzündungshemmenden, abführenden, antiallergischen und harntreibenden Wirkung bei vielfältigen Beschwerden empfohlen wird. Dazu zählen unter anderem Entzündungen der Harnwege, Verstopfung, Fieber, Gelenkbeschwerden, Erschöpfung und Rückenschmerzen.

Studien zufolge schützen die Vitalstoffe des Spinats auch die Leberzellen und hemmen das Wachstum von verschiedenen Darmwürmern und Krebsarten.

Aufgrund seines intensiven Grüns enthält Spinat sehr viel Chlorophyll, das beispielsweise auch für die Herstellung von Mundwassern und zur Färbung von Lebensmittel gewonnen und verwendet wird. Zudem ist Spinat eisenreich. Er enthält jedoch nicht die großen Mengen an Eisen, die ihm im letzten Jahrhundert zugeschrieben wurden. Wahrscheinlich hatte man sich vor ungefähr 100 Jahren bei der Nährwerttabelle um eine Kommastelle geirrt, wodurch die Eisenwerte – zumindest auf dem Papier – um das Zehnfache stiegen.

Heilkräftige Stoffe in Spinat-Microgreens

Wichtige Mineralien: Eisen, Kalzium, Magnesium, Mangan, Natrium, Phosphor, Zink
Vitamine: A, B_1, B_2, B_3, B_6, Folsäure, C, E
Farbstoffe und Polyphenole: Flavonoide wie Kämpferol und Luteolin, Karotinoide wie Lutein und Betakarotin, Chlorophyll
Sonstige pflanzliche Wirkstoffe: Oxalsäure, Nitrat, Ecdysteron (ein Steroidhormon, das ähnliche molekulare Struktur besitzt wie Testosteron oder auch das Vitamin D)
ⓘ Die frischen, leicht salzig schmeckenden Microgreens des Spinats verwenden wir gerne in Smoothies oder zu arabischen Gerichten wie Humus oder orientalischen Gemüsepfannen.

Weizen

Pflanzenfamilie	Süßgräser
lat. Name	Triticum aestivum
Anbau	leicht
Möglichkeiten	Microgreens bzw. Weizengras, Sprossen
Besonderheiten	Vor der Aussaat sechs Stunden einweichen.

Haben Sie schon mal etwas vom grünen Blut gehört? So wird tatsächlich der Saft genannt, den wir aus Weizengras, wie Microgreens aus Weizen heißen, herstellen. Für die intensive Grünfärbung ist der hohe Chlorophyllgehalt verantwortlich.

Die therapeutische Anwendung von Weizengras ist fast 100 Jahre alt, in den 30er-Jahren des letzten Jahrhunderts begann Dr.

Charles F. Schnabel (1895–1974) die positiven Effekte von Weizengras zu beobachten. Der heute als „Vater des Weizengrases" bekannte Chemiker schrieb dem frischen Grün viele gesundheitliche Effekte zu, von denen heute einige wissenschaftlich bestätigt werden konnten. Dazu zählen die Wirkungen auf den Fettstoffwechsel, die Blutbildung, entzündliche Erkrankungen und auch Krebserkrankungen.

Besonders erwähnenswert ist der Gehalt an Vitamin B_{12}, E und Eisen: 100 Gramm Weizensaft decken in allen drei Fällen jeweils ein Drittel der von der Deutschen Gesellschaft für Ernährung e. V. (DGE) empfohlenen täglichen Zufuhr.

Heilkräftige Stoffe in Weizen-Microgreens (Weizengras)

Wichtige Mineralien: Eisen, Kalium, Kalzium, Magnesium, Phosphor

Vitamine: B_{12}, C, E

Farbstoffe und Polyphenole: Karotinoide

Besondere Aminosäuren: Spermidin für den Zellstoffwechsel

Sonstige pflanzliche Wirkstoffe: Ballaststoffe

ⓘ Um einen unverdünnten Weizengrassaft zu erhalten, benötigen Sie einen Entsafter. Sie können Weizengras aber auch mit etwas Wasser oder Obstsaft (Rezept auf Seite 83) in den Mixer geben. Wir verwenden das süße Weizengras auch gerne wie Schnittlauch zum Dekorieren unserer Gerichte.

Zwiebel

Pflanzenfamilie	Liliengewächse
lat. Name	Allium cepa
Anbau	anspruchsvoll
Möglichkeiten	Microgreens, Sprossen, Kresse
Besonderheiten	Der Anbau gelingt am besten bei Temperaturen unter 15 Grad. Im Keimprozess verbreitet sich Zwiebelaroma.

Die Zwiebel zählt zu den beliebtesten Gemüsepflanzen im deutschsprachigen Raum, ihre ursprüngliche Heimat liegt wohl im westlichen Asien. Von dort aus verbreitete sich die zur Familie der Liliengewächse zählende Zwiebelpflanze auf allen Kontinenten. In den verschiedenen Kulturkreisen wurde sie stets nicht nur in der Küche, sondern auch als Heilpflanze verwendet.

Zwiebeln werden in der Volksheilkunde unter anderem als Wurmkur, bei Infekten der Atemwege, Appetitlosigkeit, Asthma, Blähungen und anderen Verdauungsbeschwerden eingesetzt. Die Anwendungen sind durchaus plausibel, denn die Inhaltsstoffe können Bakterien hemmen, erhöhen die Harnmenge, fördern die Verdauung, die Fließeigenschaften des Blutes und den Auswurf bei Husten.

Interessant ist die Heilwirkung der Zwiebel bei Asthma, ihr Genuss ging in einer Studie mit einer Abnahme der Beschwerden einher, die Probanden bekamen besser Luft. Wahrscheinlich steht diese Wirkung mit den entzündungshemmenden Eigenschaften in Verbindung.

Heilkräftige Stoffe in Zwiebel-Microgreens

Wichtige Mineralien: Fluor, Schwefel

Vitamine: B_1, C

Farbstoffe und Polyphenole: Flavonoide wie Quercetin und Kämpferol

Besondere Aminosäuren: Arginin, Glutathion

Sonstige pflanzliche Wirkstoffe: Steroidsaponine wie Diosgenin, ätherische Öle, Enzyme, Senföle

ⓘ Lecker finden wir Zwiebel-Microgreens auf deftigen Gerichten wie einer Vier-Käse-Pizza, zu gebackenem Camembert oder Gulasch.

Bitte beachten

Vor dem Verzehr klein schneiden, das fördert die enzymatische Aktivierung vieler Senföle.

ANHANG

Bezugsadressen

Samen und Zubehör
Keimgrün GmbH
Beratung und Bestellung:
Tel. 06473 7360016
www.microgreen-shop.com

Wasserfilter
Alvito GmbH
Beratung und Bestellung:
Tel. 0911 321521
www.alvito.com
Lassen Sie sich telefonisch beraten, welche Art der Wasseroptimierung für Sie geeignet ist. Geben Sie hierfür zu Beginn des Gesprächs unsere Händlernummer (518.502) an.

Verwendete Literatur (Auszug)

Wolfgang Blaschek: Wichtl – Teedrogen und Phytopharmaka, Ein Handbuch für die Praxis, Wissenschaftliche Verlagsgesellschaft Stuttgart; 6. Auflage 2016

Wolfgang Blaschek (Hrsg.): HagerROM DVD, Hagers Enzyklopädie der Arzneistoffe und Drogen, Springer Heidelberg; 12. Auflage 2014

Gerhard Madaus: Lehrbuch der biologischen Heilmittel, Georg Olms Verlag Hildesheim; 2. Auflage 1979

Eberhard Teuscher: Gewürzdrogen, Wissenschaftliche Verlagsgesellschaft Stuttgart; 1. Auflage 2003

Studienverzeichnis

(1) Van Den Berg AE et al.: Gardening promotes neuroendocrine and affective restoration from stress. J Health Psychol 2011; 16(1):3-11

(2) Thompson R: Gardening for health, a regular dose of gardening. Clin Med 2018; 18(3):201-205

(3) Lowry CA et al.: Identification of an immune-responsive mesolimbocortical serotonergic system, potential role in regulation of emotional behavior. Neuroscience 2007; 146(2-5): 756-772

(4) Fernando WMU et al.: Diets supplemented with chickpea or its main oligosaccharide component raffinose modify faecal microbial composition in healthy adults. Benef Microbes 2010; 1(2):197-207

(5) Parikh M et al.: Dietary flaxseed as a strategy for improving human health. Nutrients 2019; 11(5):1171

(6) Ben-Arye E et al.: Wheat grass juice in the treatment of active distal ulcerative colitis, a randomized double-blind placebo-controlled trial. Scand J Gastroenterol 2002; 37(4):444-449

(7) Šamec D et al.: Kale (Brassica oleracea var. acephala) as a superfood, review of the scientific evidence behind the statement. Crit Rev Food Sci Nutr 2019; 59(15):2411-2422

(8) Braakhuis AJ, Hopkins WG: Impact of dietary antioxidants on sport, performance: a review. Sports Med 2015; 45(7):939-955

(9) Bohlooli S et al.: The effect of spinach supplementation on exercise-induced oxidative stress. J Sports Med Phys Fitness 2015; 55(6):609-614

(10) Isenmann E et al.: Ecdysteroids as non-conventional anabolic agent, performance enhancement by ecdysterone supplementation in humans. Arch Toxicol 2019; 93(7):1807-1816

(11) Larsen FJ et al.: Dietary nitrate reduces maximal oxygen consumption while maintaining work performance in maximal exercise. Free Radic Biol Med 2010; 48(2):342-347

(12) Pavitt MJ et al.: Oral nitrate supplementation to enhance pulmonary rehabilitation in COPD: ON-EPIC a multicentre, double-blind, placebo-controlled, randomised parallel group study. Thorax 2020; 75(7):547-555

(13) Bartholomae E et al.: Mung bean protein supplement improves muscular strength in healthy, underactive vegetarian adults. Nutrients 2019; 11(10):2423

(14) Khoja KK et al.: In vitro bioaccessibility and bioavailability of iron from mature and microgreen fenugreek, rocket and broccoli. Nutrients 2020; 12(4):1057

(15) DellaValle DM et al.: Iron absorption from an intrinsically labeled lentil meal is low but upregulated in women with poor iron status. The Journal of nutrition 2015; 145(10):2253-2257

(16) Weinborn V et al.: The effect of plant proteins derived from cereals and legumes on heme iron absorption. Nutrients 2015; 7(11):8977-8986

(17) Kaviani M et al.: The effects of low- and high-glycemic index sport nutrition bars on metabolism and performance in recreational soccer players. Nutrients 2020; 12(4):982

(18) Krohn RM et al.: A high-selenium lentil dietary intervention in Bangladesh to counteract arsenic toxicity: study protocol for a randomized controlled trial. Trials 2016; 17(1):218

(19) Egner PA et al.: Rapid and sustainable detoxication of airborne pollutants by broccoli sprout beverage: results of a randomized clinical trial in China. Cancer Prev Res (Phila) 2014; 7(8):813-823

(20) Kikuchi M et al.: Sulforaphane-rich broccoli sprout extract improves hepatic abnormalities in male subjects. World J Gastroenterol 2015; 21(43):12457-12467

(21) Moser et al.: Impact of spinach consumption on DNA stability in peripheral lymphocytes and on biochemical blood parameters: results of a human intervention trial. Eur J Nutr 2011; 50(7):587-594

(22) Shyam et al.: Wheat grass supplementation decreases oxidative stress in healthy subjects: a comparative study with spirulina. J. Altern. Complement Med 2007; 13(8):789-791

(23) Rafati-Rahimzadeh M et al.: Current approaches of the management of mercury poisoning: need of the hour. Daru 2014; 22(1):46

(24) Albrecht U, Goos KH, Schneider B: Eine randomisierte, placebo-kontrollierte Doppelblindstudie eines pflanzlichen Arzneimittels aus Kapuzinerkresse und Meerrettich in der Prophylaxe von rezidivierenden Harnwegsinfekten. Curr Med Res Opin 2007; 23(10):2415-2422

(25) Fintelmann V, Albrecht U, Schmitz G, Schnitker J: Effi-

cacy and safety of a combination herbal edicinal product containing tropaeoli majoris herba and armoraciae rusticanae radix for the prophylactic treatment of patients with respiratory tract diseases: a randomised, prospective, double-blind, placebo-controlled phase III trial. Curr Med Res Opin 2012; 28(11):1799-1807

(26) Chang YW et al.: The effects of broccoli sprout extract containing sulforaphane on lipid peroxidation and helicobacter pylori infection in the gastric mucosa. Gut and Liver 2015; 9(4):486-493

(27) Müller L et al.: Effect of broccoli sprouts and live attenuated influenza virus on peripheral blood natural killer cells: a randomized, double-blind study. PLoS One 2016; 11(1):e0147742

(28) Noah TL et al.: Effect of broccoli sprouts on nasal response to live attenuated influenza virus in smokers: a randomized, double-blind study. PLoS One 2014; 9(6):e98671

(29) Heber D et al.: Sulforaphane-rich broccoli sprout extract attenuates nasal allergic response to diesel exhaust particles. Food & function 2014; 5(1):35-41

(30) Singh K et al.: Sulforaphane treatment of autism spectrum disorder (ASD). Proc Natl Acad Sci USA 2014; 111(43):15550-15555

(31) Dehghani S et al.: The effect of a garlic supplement on the pro-inflammatory adipocytokines, resistin and tumor necrosis factor-alpha, and on pain severity, in overweight or obese women with knee osteoarthritis. Phytomedicine 2018; 48:70-75

(32) Choe U, Yu LL, Wang T: The Science behind microgreens as an exciting new food for the 21st century. J Agric Food Chem 2018; 66(44):11519-11530

(33) Bálint G et al.: Effect of avemar, a fermented wheat germ extract, on rheumatoid arthritis, preliminary data. Clin Exp Rheumatol 2006; 24(3):325-328

(34) Ashraf et al.: Effects of allium sativum (garlic) on systolic and diastolic blood pressure in patients with essential hypertension. Pak J Pharm Sci 2013; 26(5):859-863

(35) Zeb I et al.: Randomized trial evaluating the effect of aged garlic extract with supplements versus placebo on adipose tissue surrogates for coronary atherosclerosis progression. Coron Artery Dis 2018; 29(4):325-328

(36) Wlosinska M et al.: Aged garlic extract preserves cutaneous microcirculation in patients with increased risk for cardiovascular diseases: a double-blinded placebo-controlled study. Int Wound J 2019; 16(6):1487-1493

(37) Mahdavi-Roshan M et al.: Effects of garlic on brachial endothelial function and capacity of plasma to mediate cholesterol efflux in patients with coronary artery disease. Anatol J Cardiol 2017; 18(2):116-121

(38) Ried K, Frank OR, Stocks NP: Aged garlic extract reduces blood pressure in hypertensives: a dose–response trial. Eur J Clin Nutr 2013; 67(1):64-70

(39) Jonvik KL et al.: Nitrate-rich vegetables increase plasma nitrate and nitrite concentrations and lower blood pressure in healthy adults. J Nutr 2016; 146(5):986-993

(40) Kazemi M et al.: A comparison of a pulse-based diet and the therapeutic lifestyle changes diet in combination with exercise and health counselling on the cardio-metabolic risk profile in women with polycystic ovary syndrome: a randomized controlled trial. Nutrients 2018; 10(10):1387

(41) Bruno JA et al.: Incorporating sprouted chickpea flour in pasta increases brachial artery flow-mediated dilation. Physiol Int 2019; 106(3):207-212

(42) Teede HJ et al.: Isoflavones reduce arterial stiffness: a placebo-controlled study in men and postmenopausal women. Arterioscler Thromb Vasc Biol 2003; 23(6):1066-1071

(43) Li H et al.: Blood pressure lowering effect of a pea protein hydrolysate in hypertensive rats and humans. J Agric Food Chem 2011; 59(18):9854-9860

(44) Rodriguez-Leyva D et al.: Potent antihypertensive action of dietary flaxseed in hypertensive patients. Hypertension 2013; 62(6):1081-1089

(45) Ghazanfarpour M et al.: Effect of foeniculum vulgare (fennel) on symptoms of depression and anxiety in postmenopausal women: a double-blind randomised controlled trial. J Obstet Gynaecol 2018; 38(1):121-126

(46) Rahimikian F et al.: Effect of foeniculum vulgare mill. (fennel) on menopausal symptoms in postmenopausal women: a randomized, triple-blind, placebo-controlled trial. Menopause 2017; 24(9):1017-1021

(47) Ghodsi Z, Asltoghiri M: The effect of fennel on pain quality, symptoms, and menstrual duration in primary dysmenorrhea. J Pediatr Adolesc Gynecol 2014; 27(5):283-286

(48) Lipovac M et al.: Improvement of postmenopausal depressive and anxiety symptoms after treatment with isoflavones derived from red clover extracts. Maturitas 2010; 65(3):258-261

(49) Chedraui P et al.: Effect of trifolium pratense-derived isoflavones on the lipid profile of postmenopausal women with increased body mass index. Gynecol Endocrinol. 2008; 24(11):620-624

(50) Butkutė B, Taujenis L, Norkevičienė E: Small-seeded legumes as a novel food source, variation of nutritional, mineral and phytochemical profiles in the chain: raw seeds-sprouted seeds-microgreens. Molecules 2019; 24(1):133

(51) De Leo V, Lanzetta D, Cazzavacca R, Morgante G: Treatment of neurovegetative menopausal symptoms with a phytotherapeutic agent. Minerva Ginecol 1998; 50(5):207-211

(52) Shamshad Begum S et al.: A novel extract of fenugreek husk (FenuSMART) alleviates postmenopausal symptoms and helps to establish the hormonal balance: a ran-

domized, double-blind, placebo-controlled study. Phytother Res 2016; 30(11):1775-1784
(53) Cetisli NE, Saruhan A, Kivcak B: The effects of flaxseed on menopausal symptoms and quality of life. Holist Nurs Pract 2015; 29(3):151-157
(54) Maheshwari A et al.: Efficacy of Furosap, a novel trigonella foenum-graecum seed extract, in enhancing testosterone level and improving sperm profile in male volunteers. Int J Med Sci 2017; 14(1):58-66
(55) Steels E, Rao A, Vitetta L: Physiological aspects of male libido enhanced by standardized trigonella foenum-graecum extract and mineral formulation. Phytother Res 2011; 25(9):1294-1300
(56) Rao A et al.: Influence of a specialized trigonella foenum-graecum seed extract (Libifem), on testosterone, estradiol and sexual function in healthy menstruating women: a randomised placebo-controlled study. Phytother Res 2015; 29(8):1123-1130
(57) Zhang Y, Zhou F, Ge F: Effects of combined extracts of lepidium meyenii and allium tuberosum rottl, on erectile dysfunction. BMC Complement Altern Med 2019; 19(1):135
(58) Lousuebsakul-Matthews VL et al.: Legumes and meat analogues consumption are associated with hip fracture risk independently of meat intake among caucasian men and women: the adventist health study-2. Public Health Nutr 2014; 17(10):2333-2343
(59) ZhenleiXiao et al.: Microgreens of brassicaceae: mineral composition and content of 30 varieties. Journal of Food Composition and Analysis 2016; 49: 87-93
(60) Pereira J et al.: Use of cabbage leaves (brassica oleracea var. acephala) in the stabilization of bone mass after menopause. Brazilian Journal of Pharmacognosy 2006; 16(3):345-349
(61) Guo AJ et al.: Kaempferol as a flavonoid induces osteoblastic differentiation via estrogen receptor signaling. Chin Med 2012; 7:10
(62) El Kilani NS et al.: Clinical and radiographic assessment of single or combined treatment with lepidium sativum and alendronate of non-surgically treated chronic periodontitis in postmenopausal osteoporotic women. J Int Acad Periodontol 2019; 21(1):20-28
(63) López-Chillón MT et al.: Effects of long-term consumption of broccoli sprouts on inflammatory markers in overweight subjects. Clin Nutr 2019; 38(2):745-752
(64) Le TN, Chiu CH, Hsieh PH: Bioactive compounds and bioactivities of brassica oleracea L. var. italica sprouts and Microgreens: an updated overview from a nutraceutical perspective. Plants 2020; 9(8):946
(65) Choudhary PR, Jani RD, Sharma MS: Effect of raw crushed garlic (allium sativum L.) on components of metabolic syndrome. J Diet Suppl 2018; 15(4):499-506
(66) Varma M et al.: Potential clinical benefits of garlic (allium sativum). J Environ Res Dev 2011; 5(3):652-655
(67) Sobenin IA et al.: Metabolic effects of time-released garlic powder tablets in type 2 diabetes mellitus: the results of double-blinded placebo-controlled study. Acta Diabetol 2008; 45(1):1-6
(68) Zeb F et al.: Supplementation of garlic and coriander seed powder: impact on body mass index, lipid profile and blood pressure of hyperlipidemic patients. Pak J Pharm Sci 2018; 31(5):1935-1941
(69) Kitano-Okada T et al.: Safety and efficacy of adzuki bean extract in subjects with moderate to high LDL-C: a randomized trial. Biosci Biotechnol Biochem 2019; 83(5):933-941
(70) Pittaway JK et al.: Dietary supplementation with chickpeas for at least 5 weeks results in small but significant reductions in serum total and low-density lipoprotein cholesterols in adult women and men. Ann Nutr Metab 2006; 50(6):512-518
(71) Lambert JE et al.: Consuming yellow pea fiber reduces voluntary energy intake and body fat in overweight/obese adults in a 12-week randomized controlled trial. Clin Nutr 2017; 36(1):126-133
(72) Huang H et al.: Red cabbage microgreens lower circulating low-density lipoprotein (LDL), liver cholesterol, and inflammatory cytokines in mice fed a high-fat diet. J Agric Food Chem 2016; 64(48):9161-9171
(73) Kumar N, Iyer U: Impact of wheatgrass (triticum aestivum L.) supplementation on atherogenic lipoproteins and menopausal symptoms in hyperlipidemic south asian women: a randomized controlled study. J Diet Suppl 2017; 14(5):503-513
(74) Maruyama C et al.: Effects of green-leafy vegetable intake on postprandial glycemic and lipidemic responses and α-tocopherol concentration in normal weight and obese men. J Nutr Sci Vitaminol (Tokyo) 2013; 59(4):264-271
(75) Stenblom EL et al.: Consumption of thylakoid-rich spinach extract reduces hunger, increases satiety and reduces cravings for palatable food in overweight women. Appetite 2015; 91:209-219
(76) Soltanian N, Janghorbani M: A randomized trial of the effects of flaxseed to manage constipation, weight, glycemia, and lipids in constipated patients with type 2 diabetes. Nutr Metab (Lond) 2018; 15:36
(77) Leverrier A et al.: Helianthus annuus seed extract affects weight and body composition of healthy obese adults during 12 weeks of consumption: a randomized, double-blind, placebo-controlled pilot study. Nutrients 2019; 11(5):1080
(78) Bahadoran Z et al.: Effect of broccoli sprouts on insulin resistance in type 2 diabetic patients: a randomized double-blind clinical trial. Int J Food Sci Nutr 2012; 63(7):767-771
(79) Banihani SA: Radish (raphanus sativus) and diabetes. Nutrients 2017; 9(9):1014
(80) Ashraf R, Khan RA, Ashraf I: Garlic (allium sativum)

supplementation with standard antidiabetic agent provides better diabetic control in type 2 diabetes patients. Pak J Pharm Sci 2011; 24(4):567-570
(81) Geberemeskel GA, Debebe YG, Nguse NA: Antidiabetic effect of fenugreek seed powder solution (trigonella foenum-graecum L.) on hyperlipidemia in diabetic patients. J Diabetes Res 2019; 8507453
(82) Najdi RA et al.: A randomized controlled clinical trial evaluating the effect of trigonella foenum-graecum (fenugreek) versus glibenclamide in patients with diabetes. Afr Health Sci 2019; 19(1):1594-1601
(83) Soltanian N, Janghorbani M: A randomized trial of the effects of flaxseed to manage constipation, weight, glycemia, and lipids in constipated patients with type 2 diabetes. Nutr Metab (Lond) 2018; 15:36
(84) Yusni Y et al.: The effects of celery leaf (apium graveolens L.) treatment on blood glucose and insulin levels in elderly pre-diabetics. Saudi Med J 2018; 39(2):154-160
(85) Winham DM, Hutchins AM, Thompson SV: Glycemic response to black beans and chickpeas as part of a rice meal: a randomized cross-over trial. Nutrients 2017; 9(10):1095
(86) Kohno M et al.: Improvement of glucose and lipid metabolism via mung bean protein consumption: clinical trials of glucodia isolated mung bean protein in the USA and canada. J Nutr Sci 2018; 7:e2
(87) Kohno M et al.: Improvement of glucose metabolism via mung bean protein consumption: a clinical trial of glucodia isolated mung bean protein in japan. Funct Foods Health Dis 2017; 7(2):115-134
(88) Nathan J et al.: Efficacy and safety of standardized extract of trigonella foenum-graecum L seeds as an adjuvant to L-Dopa in the management of patients with Parkinson's disease. Phytother Res 2014; 28(2):172-178
(89) Neukam K et al.: Supplementation of flaxseed oil diminishes skin sensitivity and improves skin barrier function and condition. Skin Pharmacol Physiol 2011; 24(2):67-74
(90) Kim MJ et al.: Activation effects of allium tuberosum rottl. on choline acetyltransferase. Biosci Biotechnol Biochem 2007; 71(1):226-230
(91) Ferreres F et al.: Metabolic and bioactivity insights into brassica oleracea var. acephala. Journal of Agricultural and Food Chemistry 2009; 57(19):8884-8892
(92) Wirth M et al.: The effect of spermidine on memory performance in older adults at risk for dementia: a randomized controlled trial. Cortex 2018; 109:181-188
(93) Zuniga KE et al.: Dietary intervention among breast cancer survivors increased adherence to a mediterranean-style, anti-inflammatory dietary pattern: the Rx for better breast health randomized controlled zrial. Breast Cancer Res Treat 2019; 173(1):145-154
(94) Charron CS et al.: A single meal containing raw, crushed garlic influences expression of immunity-and cancer-related genes in whole blood of humans. J Nutr 2015; 145(11):2448-2455
(95) Lee GY, Lee JJ, Lee SM: Antioxidant and anticoagulant status were improved by personalized dietary intervention based on biochemical and clinical parameters in cancer patients. Nutr Cancer 2015; 67(7):1083-1092
(96) Li WQ et al.: Effects of helicobacter pylori treatment and vitamin and garlic supplementation on gastric cancer incidence and mortality: follow-up of a randomized intervention trial. BMJ 2019; 366:l5016
(97) Ishikawa H et al.: Aged garlic extract prevents a decline of NK cell number and activity in patients with advanced cancer. J Nutr 2006; 136(3 Suppl):816-820
(98) Lozanovski VJ et al.: Broccoli sprout supplementation in patients with advanced pancreatic cancer is difficult despite positive effects-results from the POUDER pilot study. Invest New Drugs 2020; 38(3):776-784
(99) Traka MH et al.: Transcriptional changes in prostate of men on active surveillance after a 12-mo glucoraphanin-rich broccoli intervention – results from the effect of sulforaphane on prostate cancer prevention (ESCAPE) randomized controlled trial. Am J Clin Nutr 2019; 109(4):1133-1144
(100) Heydarirad G et al.: The effect of a chickpea-based persian diet on cancer-related fatigue in breast cancer patients: a semi-experimental study. Complement Med Res 2019; 26(6):390-397
(101) Bar-Sela G et al.: Wheat grass juice may improve hematological toxicity related to chemotherapy in breast cancer patients: a pilot study. Nutr Cancer 2007; 58(1):43-48
(102) Lee J, Cho K: Flaxseed sprouts induce apoptosis and inhibit growth in MCF-7 and MDA-MB-231 human breast cancer cells. In Vitro Cell Dev Biol Anim 2012; 48(4):244-250
(103) Wang H et al.: Effect of germination on lignan biosynthesis, and antioxidant and antiproliferative activities in flaxseed (linum usitatissimum L.) Food Chem 2016; 205:170-177

So hilft die Heilpflanze Cannabis Kranken wie Gesunden

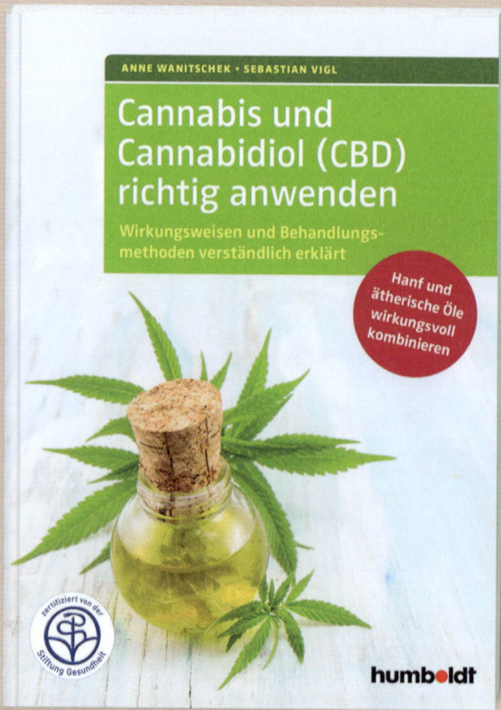

- **Kompetent: Die Autor*innen sind anerkannte Spezialist*innen und bloggen regelmäßig zum Thema Cannabis als Medizin**
- **Hilfreich: konkrete Empfehlungen bei über 40 Erkrankungen oder Beschwerden**
- **Aktuell und ausgezeichnet: Die 2. Auflage wurde erweitert und von der Stiftung Gesundheit zertifiziert**

Stand 2021. Änderungen vorbehalten.

Anne Wanitschek/Sebastian Vigl

Cannabis und Cannabidiol (CBD) richtig anwenden

2., aktualisierte Auflage
128 Seiten, 15 Abbildungen
15,5 x 21,0 cm, Softcover
ISBN 978-3-8426-2989-9
€ 16,99 [D] · € 17,50 [A]

Der Ratgeber ist auch als eBook erhältlich.

humboldt
...bringt es auf den Punkt.

Hanf ist wieder da!

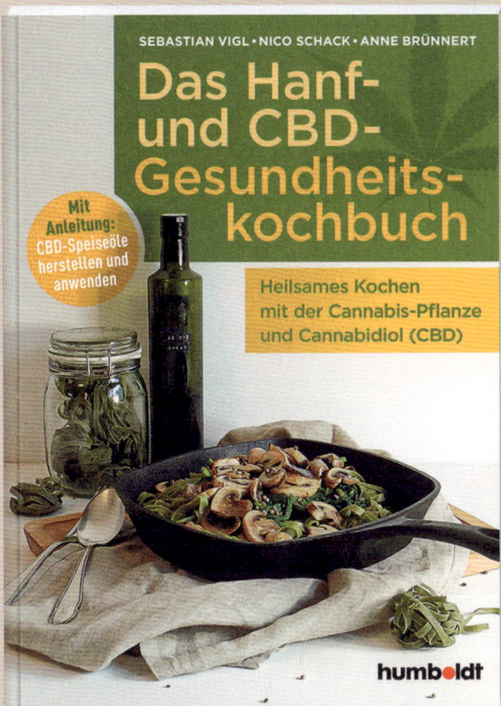

- Das Autor*innen-Team hat langjährige Erfahrung mit der Hanfpflanze – sowohl in medizinischer als auch in kulinarischer Hinsicht
- Nicht berauschend: Der für die Rezepte verwendete Nutzhanf enthält THC nur in Spuren
- Für Personen mit Erkrankungen, aber auch für ernährungsbewusste Menschen

Stand 2021. Änderungen vorbehalten.

Sebastian Vigl/Nico Schack/Anne Brünnert

Das Hanf- und CBD-Gesundheitskochbuch

140 Seiten
15,5 x 21,0 cm, Softcover
ISBN 978-3-8426-2980-6
€ 19,99 [D] · € 20,60 [A]

Der Ratgeber ist auch als eBook erhältlich.

humboldt
...bringt es auf den Punkt.

Die Heilung wächst vor der Haustür

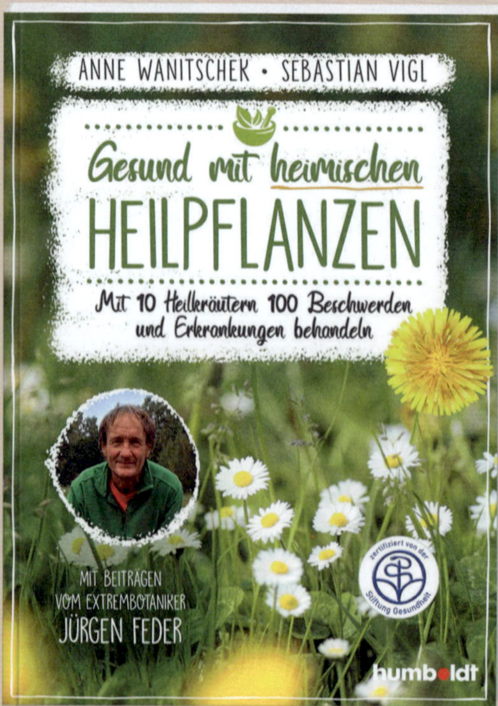

- Für die natürliche Hausapotheke: mit Tipps zum Finden, Sammeln und Weiterverarbeiten
- Lebendige Pflanzenporträts: 10 heimische Heilkräuter, die bei 100 Beschwerden und Erkrankungen helfen
- Mit Beiträgen von Jürgen Feder, Deutschlands bekanntestem Pflanzenexperten
- Die Autor*innen sind Heilpflanzenexpert*innen mit jahrelanger Erfahrung

Stand 2021. Änderungen vorbehalten.

Anne Wanitschek · Sebastian Vigl

Gesund mit heimischen Heilpflanzen

240 Seiten
15,5 x 21,0 cm, Softcover
ISBN 978-3-86910-067-8
€ 19,99 [D] · € 20,60 [A]

Der Ratgeber ist auch als eBook erhältlich.

humboldt
...bringt es auf den Punkt.

Vital, belastbar und gut drauf – mit der Kraft der Natur!

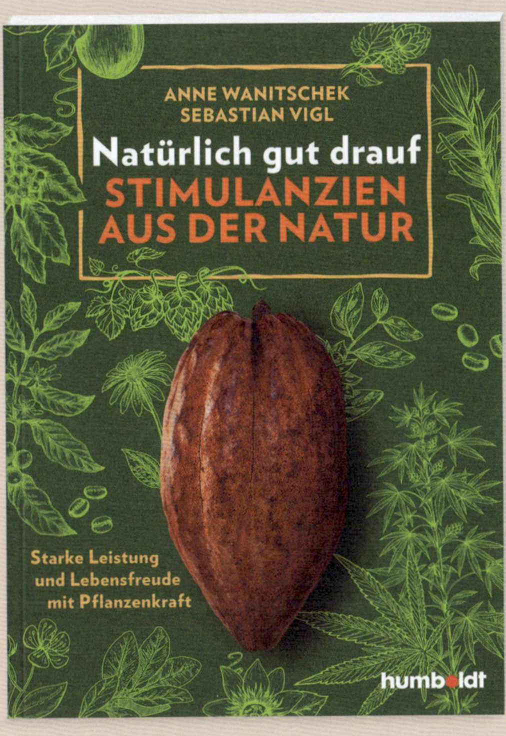

- Natürliche Alternativen gegen psychische Überforderung und Stress – für alle, die in Beruf, Ausbildung oder Sport mehr leisten und ihre Lebensfreude wiederfinden wollen
- Praxiserprobt: Die Autor*innen sind Heilpflanzenexpert*innen und Heilpraktiker*innen und zeigen, welche natürlichen Stimulanzen sich bewährt haben

Stand 2021. Änderungen vorbehalten.

Anne Wanitschek/Sebastian Vigl

Natürlich gut drauf – Stimulanzien aus der Natur

144 Seiten, ca. 20 Abbildungen
15,5 x 21,0 cm, Softcover
ISBN 978-3-8426-2938-7
€ 19,99 [D] · € 20,60 [A]

Der Ratgeber ist auch als eBook erhältlich.

humboldt
...bringt es auf den Punkt.

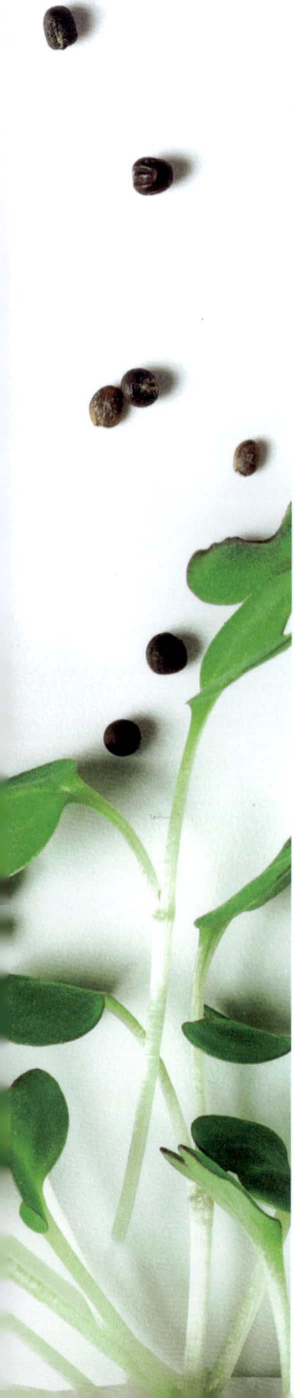

Bibliografische Information der Deutschen Nationalbibliothek
Die Deutsche Nationalbibliothek verzeichnet diese Publikation in der deutschen Nationalbibliografie; detaillierte bibliografische Daten sind im Internet über http://dnb.ddb.de/ abrufbar.

ISBN 978-3-8426-2974-5 (Print)
ISBN 978-3-8426-2975-2 (PDF)
ISBN 978-3-8426-2976-9 (EPUB)

Abbildungen:
Titelmotiv: Shutterstock / Nataliia Zhekova, great19
Stock.adobe.com: Светлана Монякова: 1-4, 160; Diana: 6/7; dima_pics: 10 oben; karepa: 10 unten; ji_images: 14; lenapandy: 15; Luna Vandoorne: 19; nata_zhekova: 23; Nataliya: 26; Pixel-Shot: 31; sakura: 41; lawcain: 45; lithiumphoto: 49; Jaboticaba Images: 54; ange1011: 57; petrabarz: 63; sharafmaksumov: 68; SKatzenberger: 70; pulia: 74/75; makanna: 77; Олег Кононов: 78; wanchai: 83; FomaA: 84; AGfoto: 87; Sukjai Photo: 92; smspsy: 102/103; Design Couple: 104, 105, 108, 110, 112, 113, 115, 117, 118, 120, 121, 123, 125, 127, 129, 130, 132, 133, 134, 135, 136, 138, 139, 141, 142, 144, 146, 147, 149, sommai: 107; yanadjan: 109; govindji: 111; Vika: 124; kiboka: 126; felinda: 128; nipaporn: 145

Originalausgabe

© 2021 humboldt
Die Ratgebermarke der Schlüterschen Verlagsgesellschaft mbH & Co. KG
Hans-Böckler-Allee 7, 30173 Hannover
www.humboldt.de
www.schluetersche.de

Aus Gründen der besseren Lesbarkeit wurde in diesem Buch die männliche Form gewählt, nichtsdestoweniger beziehen sich Personenbezeichnungen gleichermaßen auf Angehörige des männlichen und weiblichen Geschlechts sowie auf Menschen, die sich keinem Geschlecht zugehörig fühlen.
Autoren und Verlag haben dieses Buch sorgfältig erstellt und geprüft. Für eventuelle Fehler kann dennoch keine Gewähr übernommen werden. Weder Autoren noch Verlag können für eventuelle Nachteile oder Schäden, die aus in diesem Buch vorgestellten Erfahrungen, Meinungen, Studien, Therapien, Medikamenten, Methoden und praktischen Hinweisen resultieren, eine Haftung übernehmen. Insgesamt bieten alle vorgestellten Inhalte und Anregungen keinen Ersatz für eine medizinische Beratung, Betreuung und Behandlung.
Etwaige geschützte Warennamen (Warenzeichen) werden nicht besonders kenntlich gemacht. Daraus kann nicht geschlossen werden, dass es sich um freie Warennamen handelt.
Alle Rechte vorbehalten. Das Werk ist urheberrechtlich geschützt. Jede Verwertung außerhalb der gesetzlich geregelten Fälle muss vom Verlag schriftlich genehmigt werden.

Lektorat: Pepe Peschel, München
Layout: Groothuis, Lohfert, Consorten, Hamburg
Covergestaltung: Zero, München
Satz: Die Feder · Werbeagentur GmbH, Wetzlar
Druck und Bindung: Gutenberg Beuys Feindruckerei GmbH, Langenhagen